운동 컬러링북

액티브 시니어로 살 수 있는
운동 컬러링북

이동기 지음

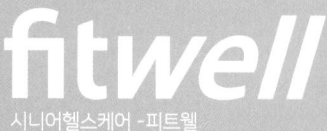

시니어헬스케어 - 피트웰

책소개

현대를 100세 시대라고도 한다. 그만큼 오랫동안 건강히 살아갈 수 있는 게 가장 중요한 시대라는 의미다. 100세 시대에 발맞추어, 건강한 노년을 위한 운동 지침서가 필요하다는 주위의 요청이 있었다. 그러한 이유로, 본 도서 〈액티브 시니어로 살 수 있는 운동 컬러링 북〉을 기획했다. 노인도 집에서 혼자 할 수 있는 간단한 운동 방법을 쉽게 정리하여 이 책에 담았다.

체력이라고 하면, 과거에는 노인보다 젊은이와 관련 있는 단어로 인식하는 게 일반적이었다. 하지만 현대에는 노년기를 활기차게 보내는 데 매우 중요한 개념으로 인식되고 있다. 적절한 근력, 지구력과 유연성, 민첩성, 평형성을 유지할 수 있는 힘은 우리가 인생 후반기를 즐겁게 보내는 데 필요한 운동 능력이다. 가령, 골프나 등산 등을 하는 데 체력이 없으면, 제대로 즐길 수 없다. 또한 단순히 계단을 오르내리거나 의자에 앉고 서는 일상 행위조차 일정 수준의 체력이 없으면 불가능하다. 여러 연구에 의하면, 나이 들면서 일어날 수 있는 신체적 결함은 자기의 운동 능력에 관심을 두는 것만으로도 상당 부분 줄일 수 있다고 한다. 그러한 관심을 통해서 자기의 운동 능력 수준을 감지하고, 서둘러 적절히 실행한다면 체력이 저하되는 것을 좀 더 일찍 막을 수 있다.

〈운동 컬러링 북〉에는 인체 각 부분에 따라, 스스로 운동하여 체력을 향상할 수 있도록 하는 내용을 담았다. 노인이라도 모든 운동 능력을 골고루 향상할 수 있도록 기획했다. 스스로 운동하는 것에 대한 인식을 고양하고 운동하는 생활 습관을 자연스럽게 형성하도록 하는 데 중점을 뒀다. 이 책에 담긴 대로 꾸준히 운동하면 체력이 자연스럽게 강화되고, 자세 교정의 효과까지 누릴 수 있을 것이다. 〈운동 컬러링 북〉에 소개된 운동 동작은 과학적인 검증을 통해 60~90세 노인의 운동 능력에 맞춘 것이므로, 기운이 떨어진 노인이라도 안전하게 실행해 볼 수 있는 방법이다.

〈운동 컬러링 북〉은 총 네 개의 장으로 구성되어 있다. 제1장에는 노인을 위한 필수 스트레칭 동작들을 담았다. 이 방법들은 거북목, 회전근계염, 굽은 어깨, 척추 협착 및 측만 증상에 도움이 될 뿐만 아니라, 골반이 앞으로 이동하여 등 중간이 굽은 체형의 노인에게 효과적인 '셀프 케어 스트레칭 운동법'이다. 이 방법들대로 매일 꾸준히 운동하면, 체형이 자연스럽게 개선될 것이다. 목, 어깨, 허리의 가동 범위가 향상되고, 움직임이 자연스러워질 것이다. 또한, 각 부위의 통증 완화에도 매우 효과적인 운동법들이다.

제2장에는 균형 능력과 협응력을 향상하는 운동법들을 담았다. 노인의 삶의 질에 있어서, 보행 능력 다음으로 중요한 것이 균형 능력이다. 균형 능력에 중요한 복부 근육 강화에 초점을 두었다. 주로 눕거나 엎드린 자세에서 편하고 안전하게 진행할 수 있다. 하지만 팔과 다리에 무게를 실어야 하므로, 다소 강도 높은 운동이다. 그리고 고강도 운동이므로 호흡이 매우 중요하다. 힘을 많이 쓸수록 혈압이 올라가는데, 상승한 혈압을 떨어뜨리기 위해서는 입으로 숨을 내뱉는 것이 중요하다. 코로는 숨을 들이마시고, 입으로는 숨을 내뱉는 것이 일반적인 호흡 원칙이다. 특히 입으로 숨을 오래 내뱉는 것을 반복할수록 복부 근육 강화와 심폐 지구력 향상에 도움이 된다. 들이마시는 숨과 내뱉는 숨의 비율은 1:2 정도가 이상적이다. 이러한 점을 염두에 두고 운동에 임하는 게 좋다.

제3장에는 하지 근력 강화에 도움이 되는 운동법들을 담았다. 노인의 삶의 질은 자립하여 걸을 수 있느냐에 달려 있다고 해도 과언이 아니다. 똑바로 잘 걷기 위해서는 하지 근력이 중요

하다. 누워서, 의자에 앉아서, 의자를 잡고 서서 하는 방법들을 순서대로 제시했다. 주로 허벅지 근력과 종아리 근력을 강화하는 운동 동작으로 구성하였다. 특히 의자에 손바닥을 짚고 뛰는 동작은 체중을 싣지 않아도 되는 운동으로, 하지 근력 강화뿐만 아니라 복부 체지방 감소와 심폐 지구력 향상에도 매우 효과적인 운동이다. 이 방법들도 반드시 매일 꾸준히 해야 한다.

마지막으로, 제4장에는 보행 능력 향상에 도움이 되는 운동법들을 담았다. 보행 능력은 자력으로 살아가는 데 필수 요소이므로, 삶의 질 향상에 있어서 매우 중요한 운동 능력이다. 걸을 수 있는데 안 걷는 것과 걷고 싶어도 걸을 수 없는 것은 하늘과 땅 차이다. 보행은 골반, 무릎, 발목의 세 관절이 연동하여 이루어진다. 우리 몸에서 머리 다음으로 중요한 신체 부위가 발목이다. 발목이 아프면 제대로 걸을 수 없게 되고, 그 결과 삶의 질은 매우 나빠진다. 보행 능력 향상 운동법은 발목 근력, 하지 근력, 균형 능력, 보행 능력 등을 강화하는 동작으로 구성하였다. 서서 하는 운동 동작이므로, 처음에는 넘어지지 않도록 의자를 잡고 연습하는 게 좋다. 그러면서 차츰 한 발로 균형을 잡을 수 있게 되면, 서서 운동하도록 한다.

노인 운동 프로그램 지도자나 연구자들은 노년의 신체적 자립을 위해 필요한 체력 수준이 어느 정도인지 알아야 한다. 따라서 〈운동 컬러링 북〉에서 제공하는 운동 동작은 전문가들이 연구나 실제 현장에 적용하기 위해 노인의 체력 상태 정보를 얻으려고 할 때, 간편한 운동 검사 도구로도 이용할 수 있다. 또한, 이 책에서 제공하는 운동 동작을 수행하는 데에는 특별한 장비나 장소가 필요 없다. 그러므로, 가정에서뿐만 아니라 지역 사회 노인 복지 시설에서도 활용할 수 있다. "다시 한번 말하지만, 여기에 담은 운동 동작들은 의사의 허가를 받지 않고도, 자립 생활을 추구하는 노인 누구나 혼자서 실행해도 안전하다. 매일 짧은 시간이라도 꾸준히 하면, 백만 불을 쓴 것 이상의 효과를 기대할 만하다고 자신한다."

이 책에 담은 운동 동작들은 자립 생활을 추구하는 노인이 혼자서 실행해도 안전하다. 다만 몇가지 동작은 보조자가 있으면 더욱 좋다. 매일 짧은 시간이라고 꾸준히 하면 반드시 효과를 볼 수 있을 것이라고 확신한다. 노인 여러분의 삶이 행복으로 가득차길 기원하며 이 책이 출간될 수 있도록 도움을 주신 많은 분들께 진심으로 감사의 마음을 전한다.

운동순서

1단계. 스트레칭 운동

등뒤로 두손깍지 끼고 서서 상체들면서 고개 뒤로 젖히기   10

손바닥 등 뒤로 대고 무릎세워 앉아 상체들면서 고개 뒤로 젖히기   12

등대고 누워 팔꿈치로 바닥밀면서 정수리로 상체들기   14

한쪽 발목 반대쪽 다리 무릎에 올려 발가락과 무릎으로 바닥 닿고 올라오기   16

무릎 세우고 누워 양쪽으로 무릎 돌리기   18

2단계. 균형능력 강화 운동

바닥에 배대고 엎드려 다리 들기   22

바닥에 배대고 엎드려 상체 들기   24

바닥에 발꿈치 대고 엎드려 엉덩이 들기   26

바닥에 무릎대고 엎드려 팔다리 교차하여 앞뒤로 뻗기   28

팔다리 위로 들고 누워 팔다리 교차하여 위아래로 흔들기   30

3단계. 하지근력 강화 운동

한 손으로 의자잡고 상체 숙이면서 한발 뒤로 들면서 다른 한발로 버티기   34

상체 숙여 의자에 손바닥 대고 발 앞꿈치로 점핑하여 엉덩이로 위로 들기   36

의자 잡고 서서 발뒤꿈치 들고 서기   38

의자에 앉아 양손으로 의자 잡고 한쪽 다리들기   40

무릎 세우고 누워 발뒤꿈치로 엉덩이 들기   42

4단계. 보행능력 향상 운동

뒤로 양손잡고 한발에 체중 이동하며 일직선으로 걷기   46

뒤로 양손잡고 한발에 체중 이동하여 지그재그로 걷기   48

뒤로 양손잡고 앞발과 뒷발에 체중 이동하기   50

양손 옆으로 벌려 한발 들고서서 한발로 버티기 서기   52

의자잡고 서서 한발 들어 앞뒤로 흔들기   54

1단계
스트레칭 운동

노인을 위한 필수 스트레칭(준비운동) 동작으로, 거북목, 회전근개염, 굽은 어깨, 척추 협착 및 측만, 그리고 골반이 앞으로 이동하여 등 중간이 굽은 체형을 가진 대다수 노인을 위한 셀프케어 스트레칭 운동 동작입니다.

필수 스트레칭 동작은 노인의 체형을 건강한 체형으로 만들기 위해 집에서 혼자서 할 수 있는 가성비 있는 운동 동작으로 구성하였습니다.

스트레칭운동 01.
등뒤로 두손깍지 끼고 서서 상체들면서 고개 뒤로 젖히기

하나, 준비동작

1 귀, 어깨 엉덩이가 일직선이 되게 한 다음 등 뒤로 두 손 깍지끼고 바로 선다.

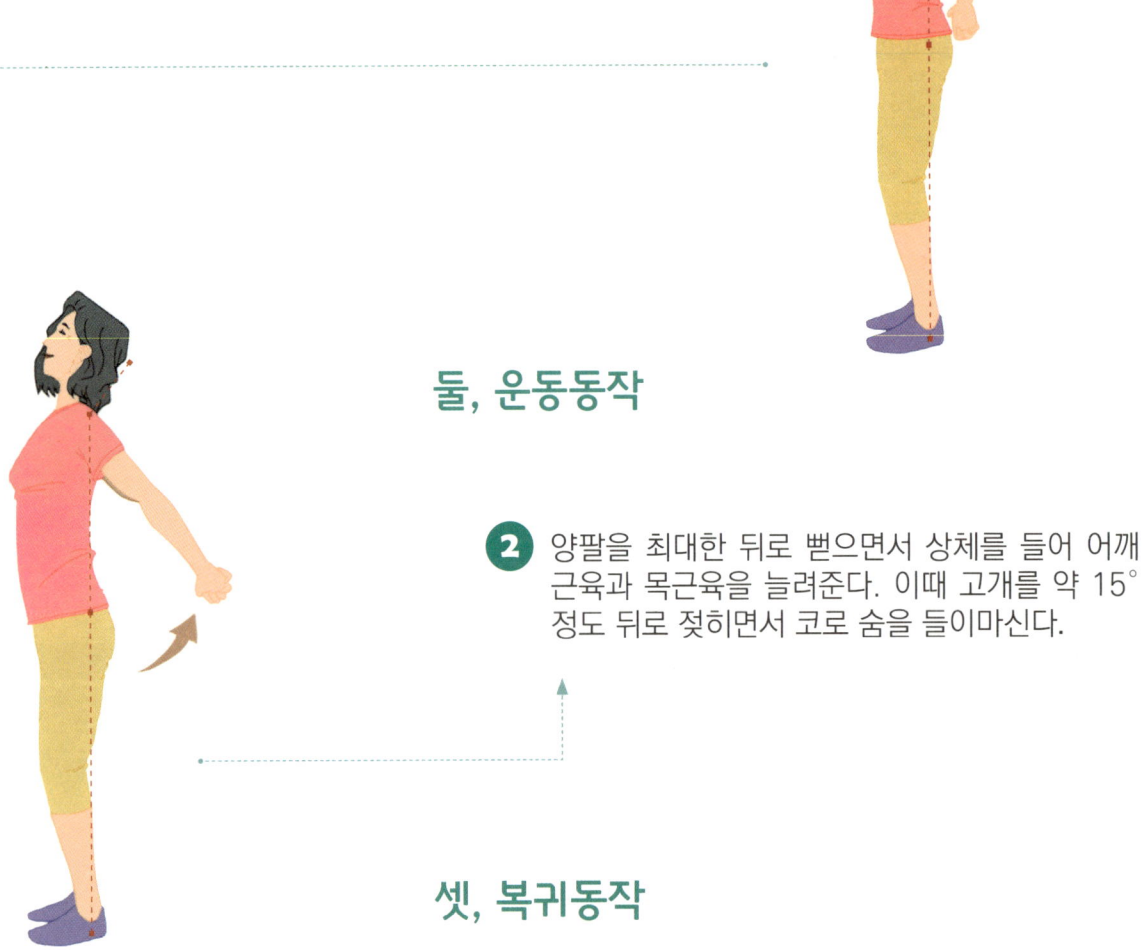

둘, 운동동작

2 양팔을 최대한 뒤로 뻗으면서 상체를 들어 어깨 근육과 목근육을 늘려준다. 이때 고개를 약 15° 정도 뒤로 젖히면서 코로 숨을 들이마신다.

셋, 복귀동작

3 입으로 숨을 내쉬면서 첫번째 동작으로 돌아 온다. 위의 동작을 10회 시행하고, 총 세번 반복한다.

⚠ 운동시 주의사항

상체를 뒤로 젖히는 느낌이 아니라 위로 들도록 해야 운동 효과를 얻을 수 있다.

색칠하며 운동 따라하기

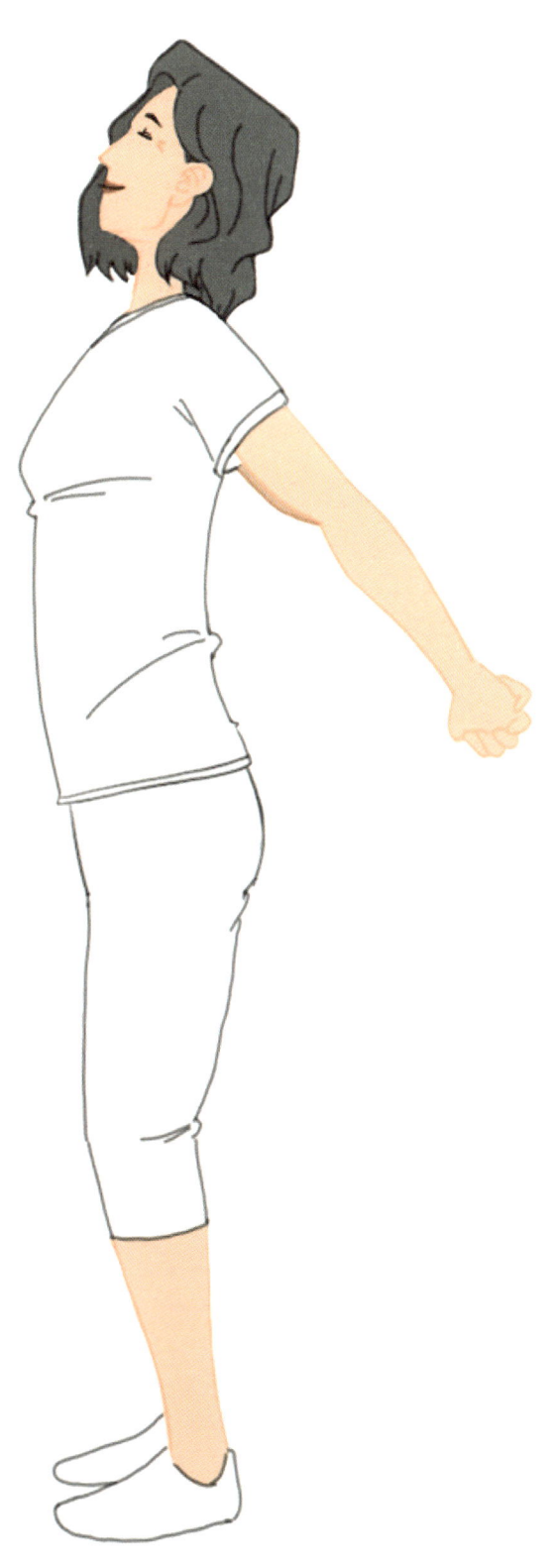

스트레칭운동 02.

손바닥 등 뒤로 대고 무릎세워 앉아 상체들면서 고개 뒤로 젖히기

하나, 준비동작

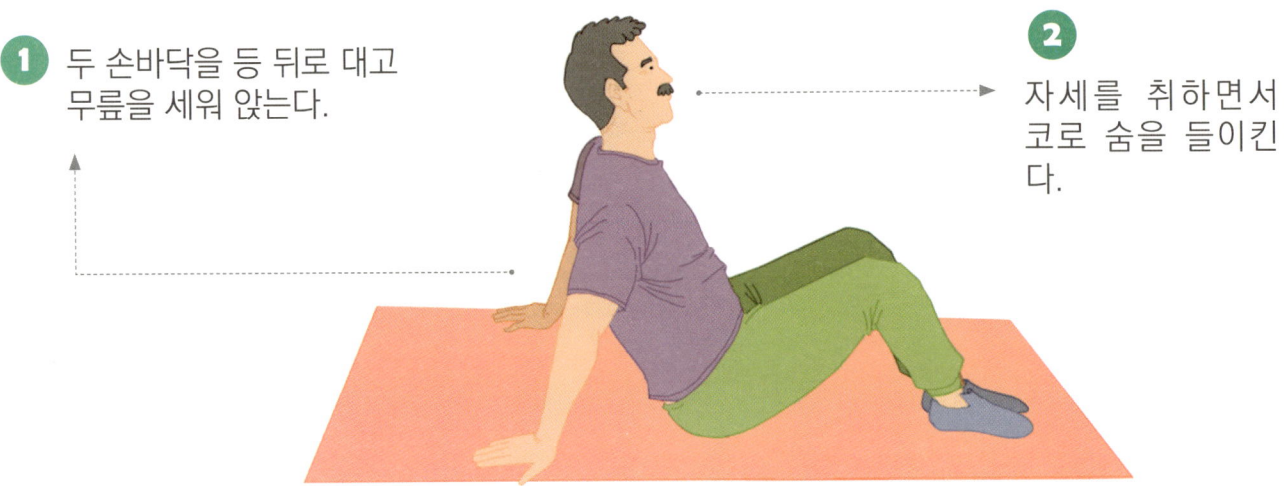

① 두 손바닥을 등 뒤로 대고 무릎을 세워 앉는다.

② 자세를 취하면서 코로 숨을 들이킨다.

둘, 운동동작

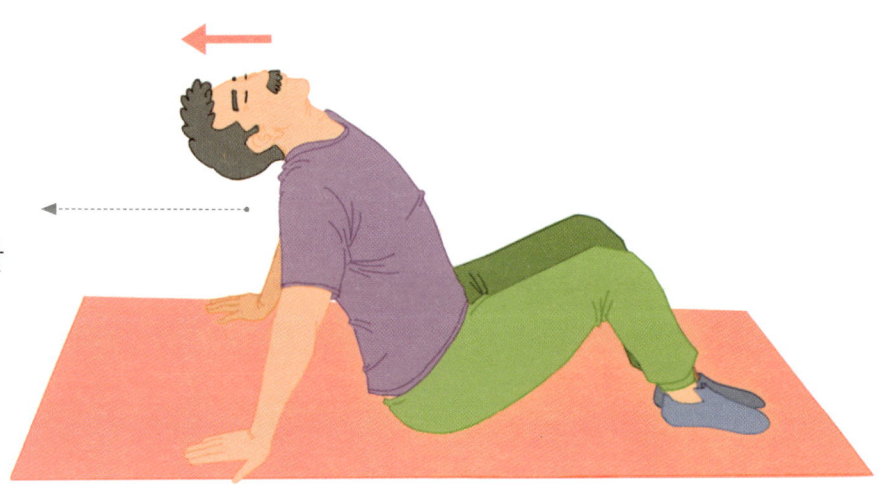

③ 상체를 들면서 어깨를 펴고, 목을 뒤로 젖히면서 약 5초간 정지하고 숨을 멈춘다.

셋, 복귀동작

④ 입으로 천천히 숨을 내쉬며 처음 동작으로 돌아간다.
위의 동작을 10회 시행하고, 총 세번 반복한다.

⚠ 운동시 주의사항

상체를 뒤로 젖히는게 아니라 위로 들도록 운동해야 운동 효과를 얻을 수 있다.

색칠하며 운동 따라하기

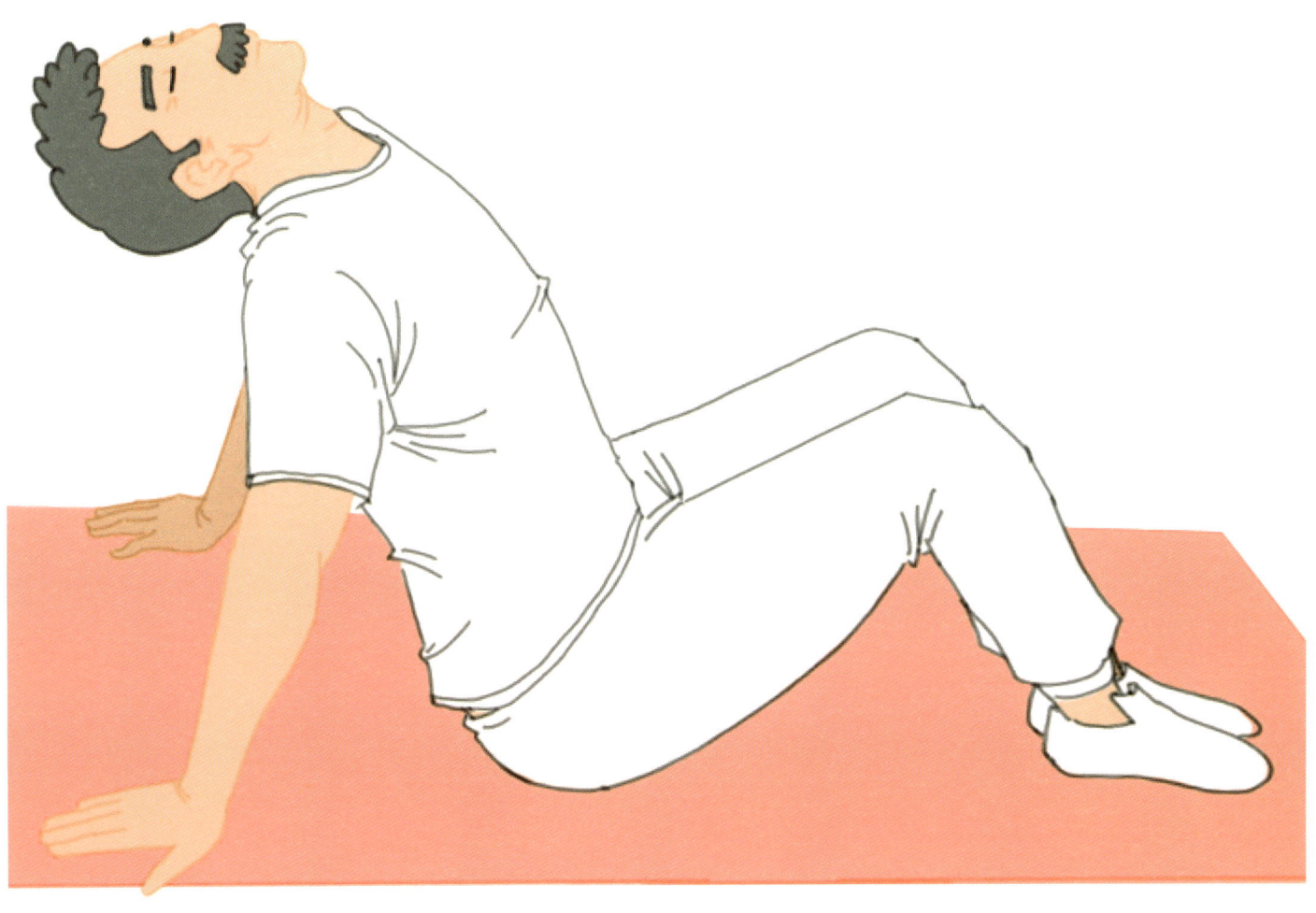

스트레칭운동 03.
등대고 누워 팔꿈치로 바닥밀면서 정수리로 상체들기

하나, 준비동작

① 등대고 바닥에 누은 채 코로 숨을 들이마신다.

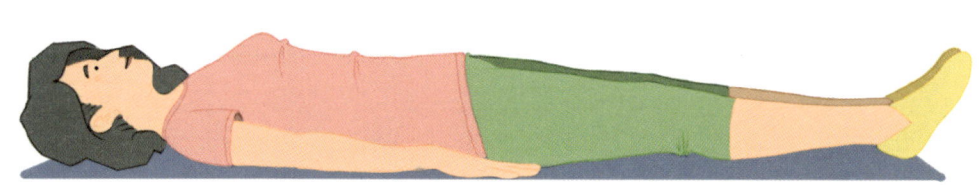

둘, 운동동작

② 팔꿈치와 정수리로 바닥을 누르면서 상체를 들면서 코로 숨을 내뱉는다.

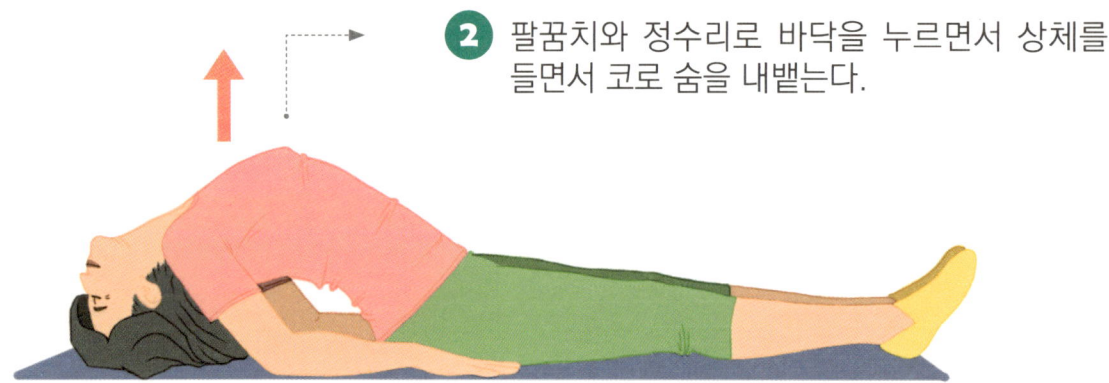

셋, 복귀동작

③ 숨을 들이 마시면서 첫번째 동작으로 돌아 온다. 위의 동작을 10회 시행하고, 총 세번 반복한다.

⚠ 운동시 주의사항

정수리로 상체를 들 때 등과 복부의 근육이 최대한 늘어나는 느낌으로 실시한다.

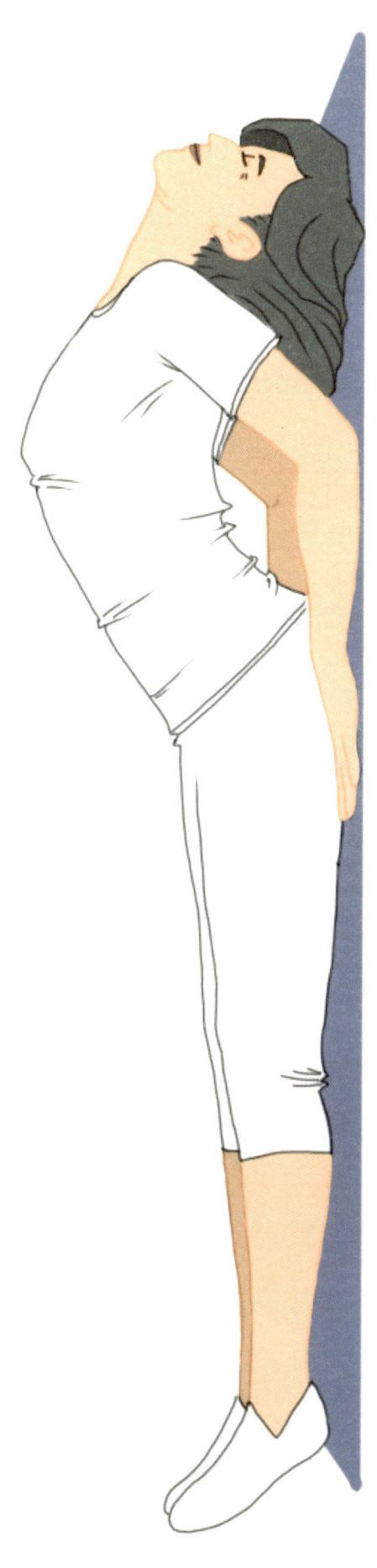

스트레칭운동 04.
한쪽 발목 반대쪽 다리 무릎에 올려 발가락과 무릎으로 바닥 닿고 올라오기

하나, 준비동작

① 양손을 벌려 손바닥으로 바닥을 누른다.

② 한쪽 발목을 반대쪽 다리 무릎에 올려 놓는다.

③ 준비 동작이 완료되면 코로 숨을 들이킨다.

둘, 운동동작

④ 다리를 움직여 반대편 발가락이 바닥에 닿도록 하며 고개를 반대편으로 돌리면서 숨을 내쉰다.

셋, 복귀동작

⑤ 4번 동작을 완료 하면 1번 동작으로 돌아온다.

넷, 반대 운동동작

⑥ 숨을 내쉬면서 4번동작과 반대자세로 움직인다. 이 동작들을 오른쪽, 왼쪽 각각 10회 시행하고, 총 세번 반복한다.

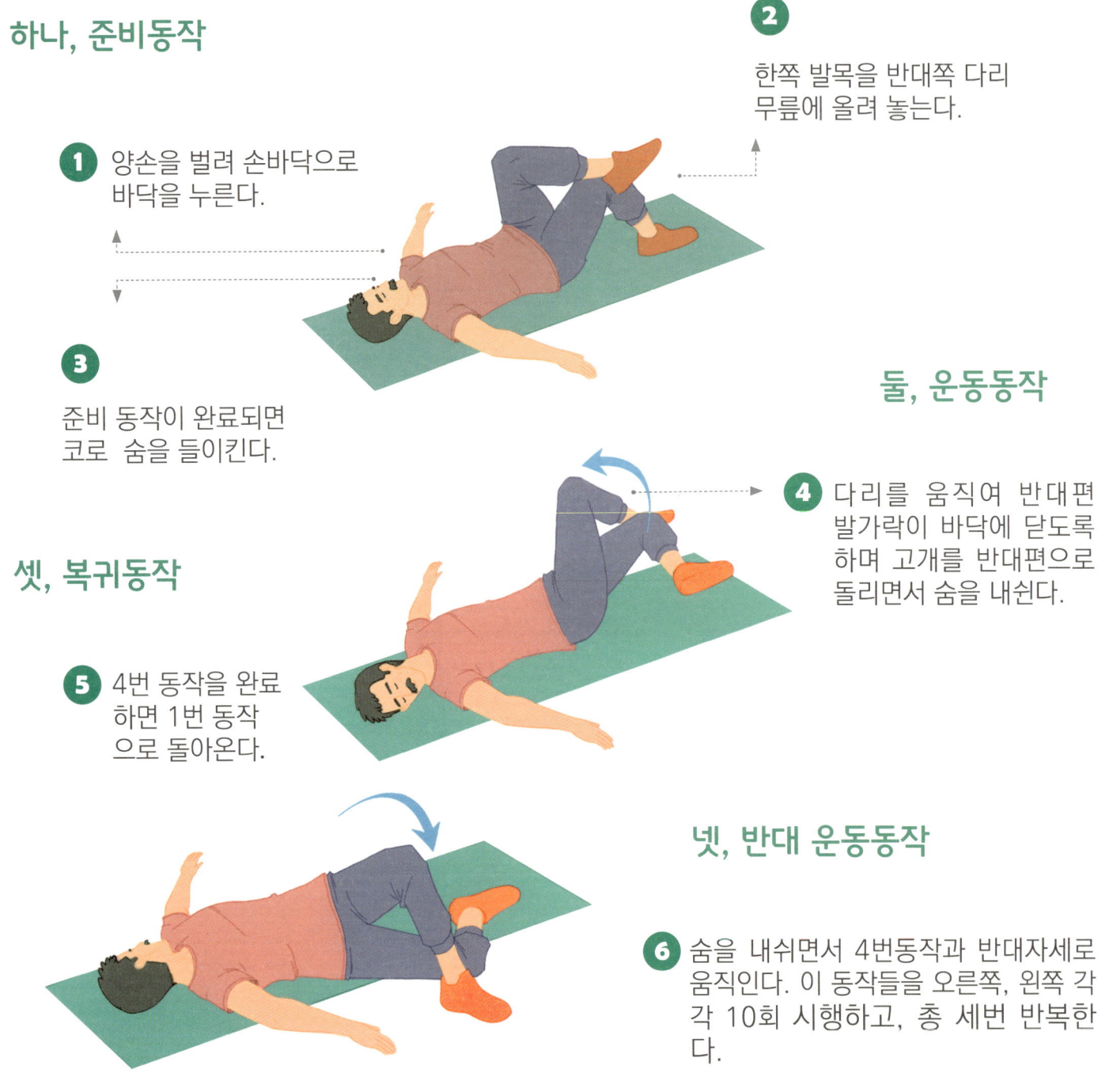

⚠ 운동시 주의사항

내려가는 동작은 최대한 천천히 실시하고, 원래 준비자세로 올라오는 동작은 최대한 빨리 실시한다. 발가락과 무릎이 바닥을 터치하기 위해 내려갈 때 목은 반대방향을 향하도록 한다.

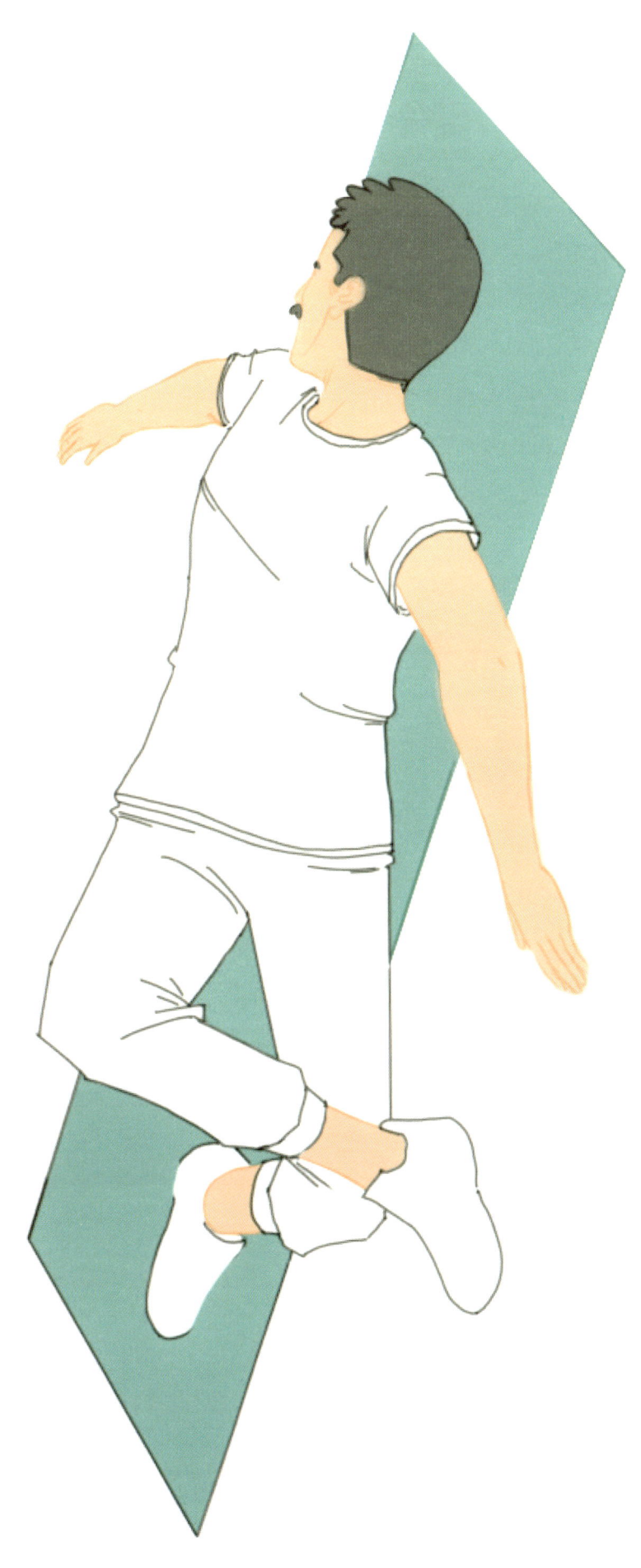

색칠하며 운동 따라하기

스트레칭운동 05. 무릎 세우고 누워 양쪽으로 무릎 돌리기

하나, 준비동작

① 등을 대고 바닥에 누워 무릎을 굽혀 세운 다음 코로 숨을 들이 마신다.

둘, 운동동작

② 양쪽 무릎을 붙이고 무릎을 오른쪽 7시 방향으로 돌리면서 입으로 숨을 내쉰다.

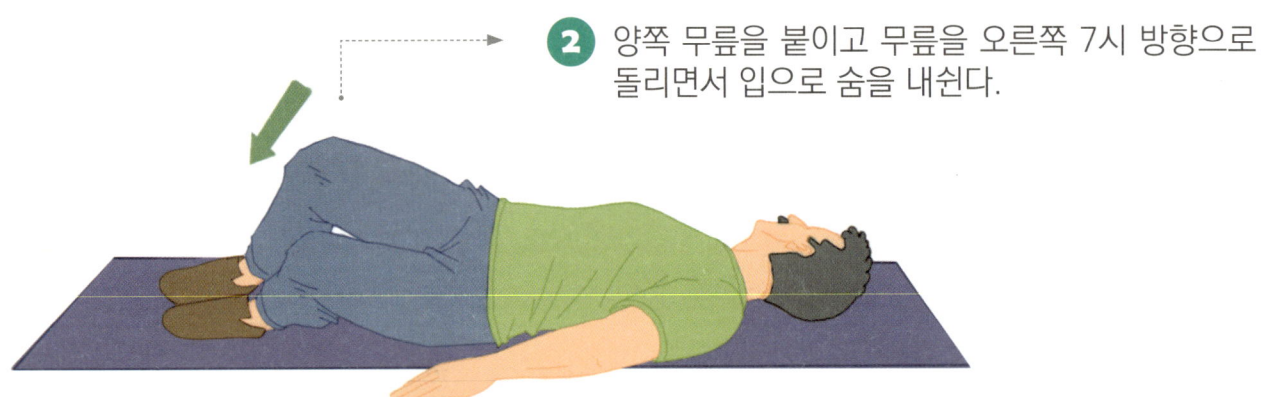

③ 양쪽 무릎을 붙이고 무릎을 왼쪽 5시방향으로 돌린다.

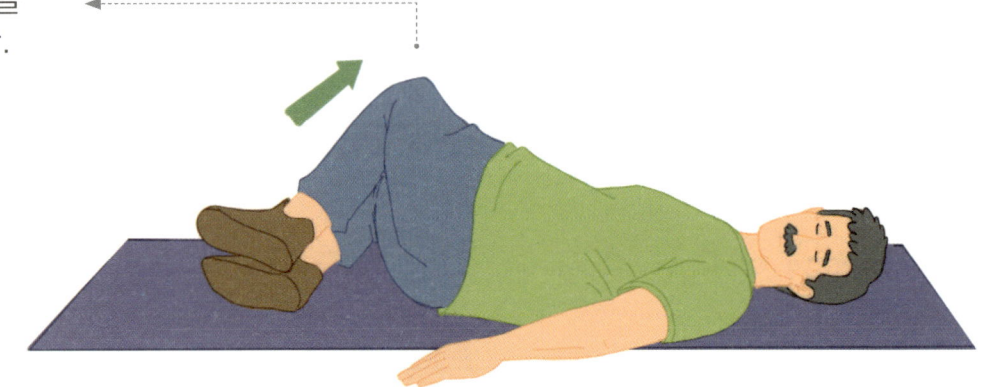

셋, 복귀동작

④ 숨을 들이 마시면서 첫번째 동작으로 돌아 온다. 이 동작을 10회 시행하고, 10회를 한번으로 총 세번 반복한다.

⚠ 운동시 주의사항

양쪽 어깨와 양손 바닥은 바닥에 고정시킨 상태에서 운동동작을 실시해야 한다.

색칠하며 운동 따라하기

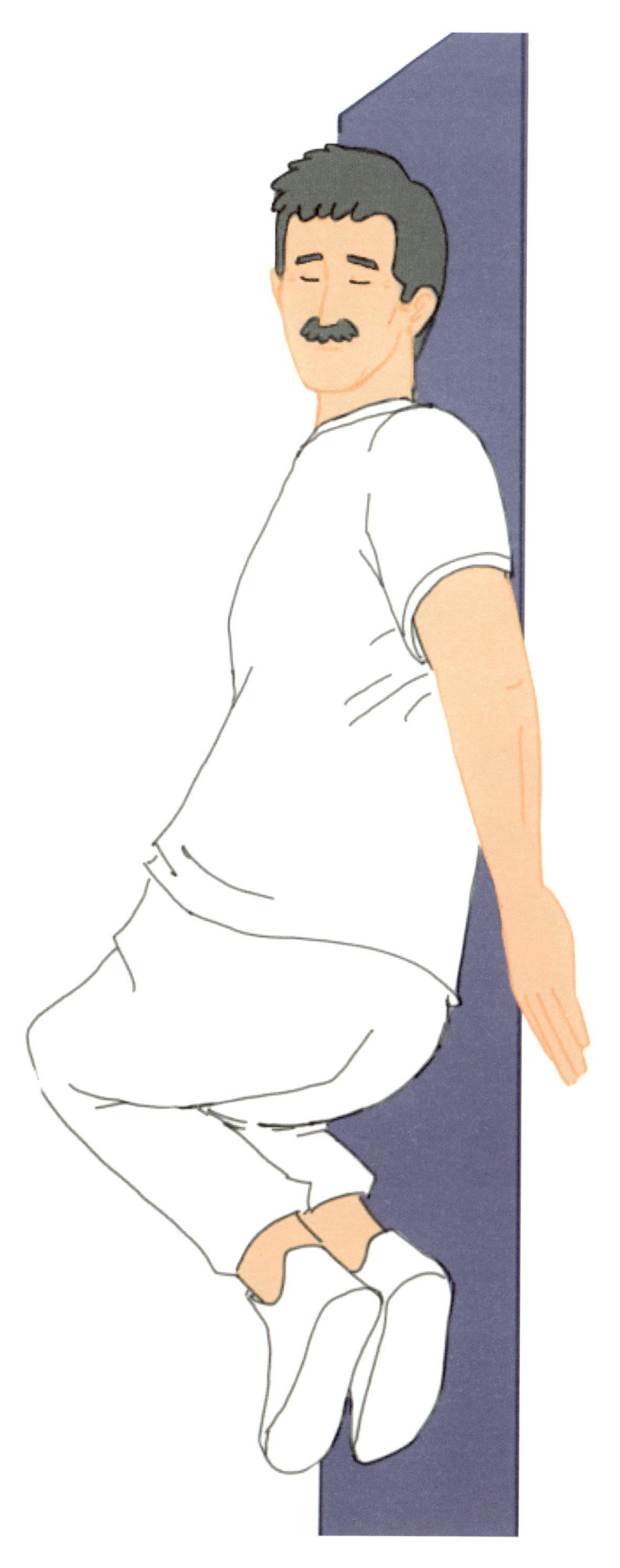

2단계
균형능력 향상 운동

균형능력은 복부근육(코어근육)이 중요한 역할을 합니다. 균형능력, 협응력 향상 운동은 주로 복부근육과 등 근육 강화에 초점을 두었으며, 안전하면서 가성비가 있는 운동 동작으로 구성하였습니다.

운동 동작은 주로 누워서, 엎드려서 하는 운동이며, 팔과 다리의 무게로 운동하는 고강도 운동 이므로 무리하시면 안됩니다.

균형능력향상 06.
바닥에 배대고 엎드려 다리 들기

하나, 준비동작

① 매트에 배를 대고 편안히 엎드린 상태에서 코로 숨을 들여 마신다.

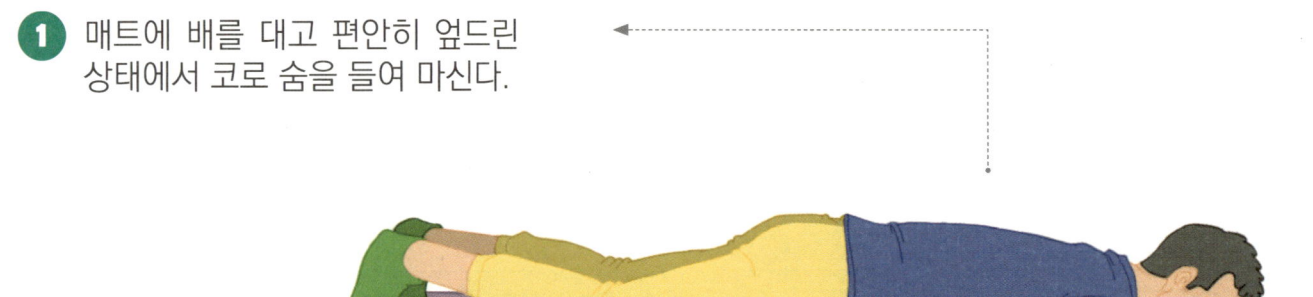

둘, 운동동작

② 양발가락을 붙여 천천히 다리를 들어 올리면서 입으로 숨을 내쉰다. 이때 복부근육에 힘을 많이 줘야 운동의 효과가 향상된다

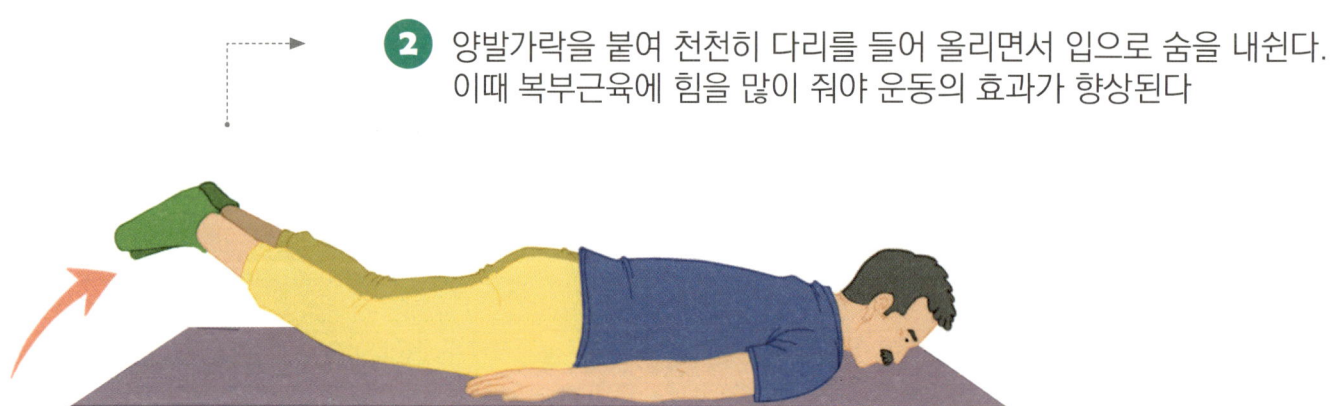

셋, 복귀동작

③ 숨을 들이 마시면서 첫번째 동작으로 돌아 온다. 이 동작을 10회 시행하고, 총 세번 반복한다.

⚠ 운동시 주의사항

운동강도가 매우 높기 때문에 흡기와 호기를 규칙적으로 하지 않으면 혈압이 상승하여 목 뒤쪽에 통증이 생기면서 현기증이 발생할 수 있으니 흡기와 호기를 신경쓰면서 운동을 실시해야 한다. 현기증이나 통증 조짐이 보이면 바로 운동을 중지한다.

색칠하며 운동 따라하기

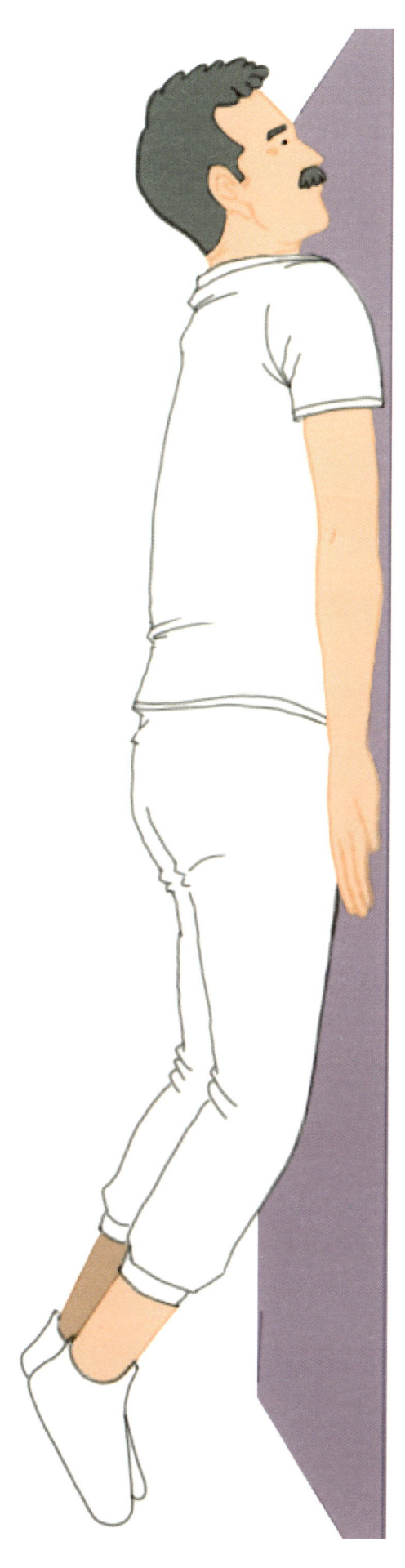

운동 컬러링북 | 준비운동하기 22 - 23

균형능력향상 07.
바닥에 배 대고 엎드려 상체 들기

하나, 준비동작

1 바닥매트에 배를 대고 편안히 엎드린 상태에서 코로 숨을 들이 마신다.

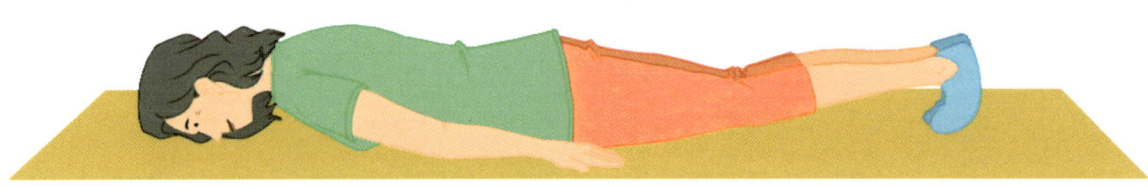

둘, 운동동작

2 상체를 천천히 들어 올리면서 입으로 숨을 내뱉는다. 이때 복부근육에 힘을 많이 줘야 운동의 효과가 향상된다.

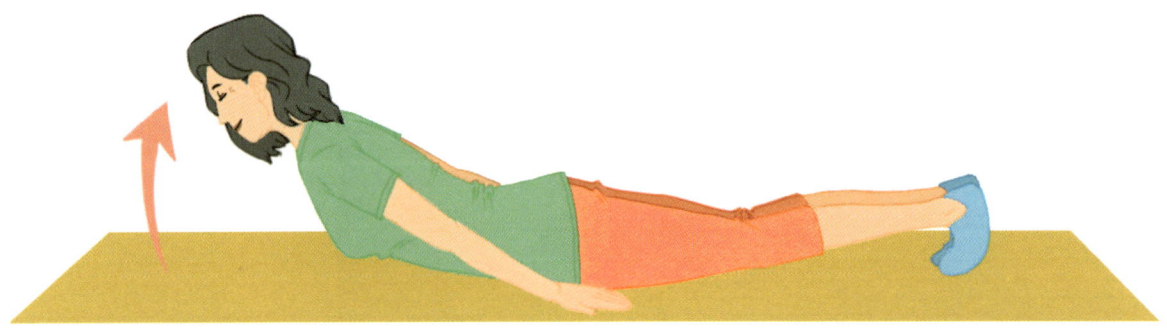

셋, 복귀동작

3 숨을 들이마시면서 첫번째 동작으로 돌아 온다. 이 동작을 10회 시행하고, 총 세번 반복한다.

⚠ 운동시 주의사항

운동강도가 매우 높기 때문에 흡기와 호기를 규칙적으로 하지 않으면 혈압이 상승하여 목 뒤쪽에 통증이 생기면서 현기증이 발생할 수 있으니 흡기와 호기를 신경쓰면서 운동을 실시해야 한다. 현기증이나 통증 조짐이 보이면 바로 운동을 중지한다.

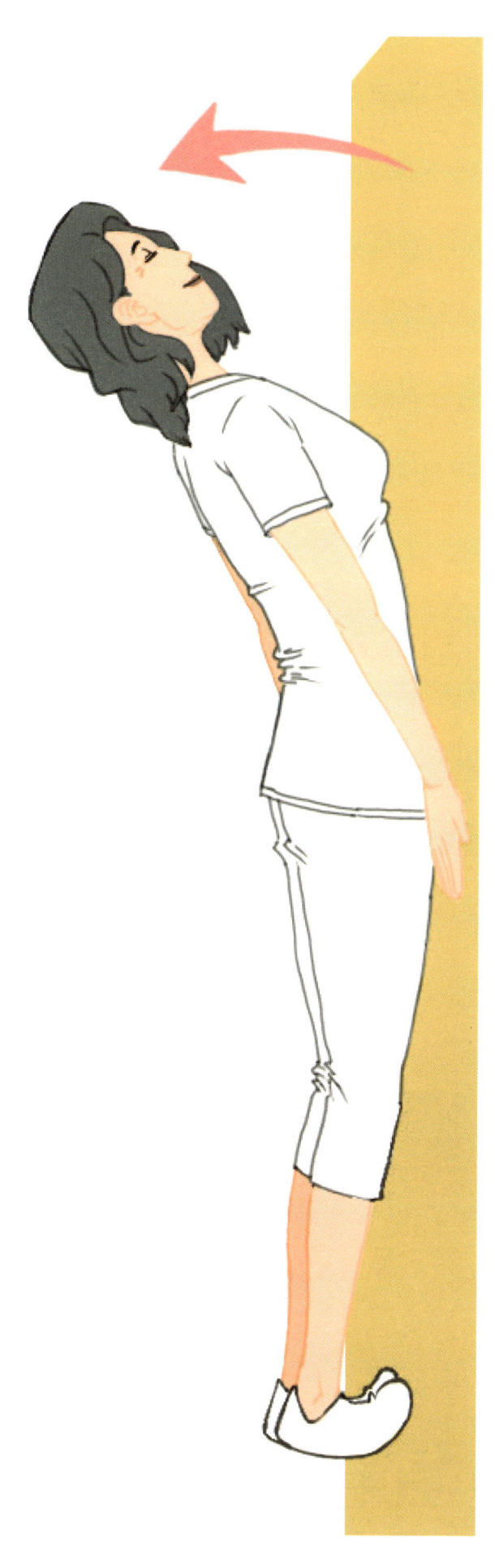

균형능력향상 08.
바닥에 발꿈치 대고 엎드려 엉덩이 들기

하나, 준비동작

1 바닥매트에 팔꿈치와 무릎을 대고 엎드려 엉덩이를 살짝 올린 상태에서 코로 숨을 들이마신다.

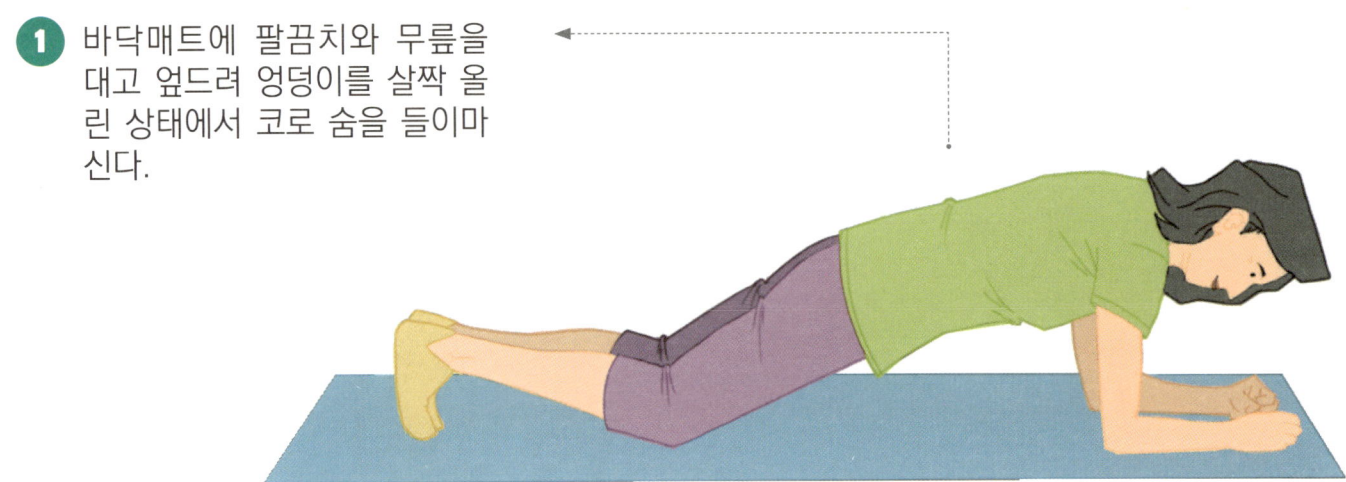

둘, 운동동작

2 팔꿈치를 대고 상체를 천천히 들어 올리면서 입으로 숨을 내뱉는다. 이때 발뒤꿈치, 엉덩이, 어깨가 일직선이 되도록 해야 한다.

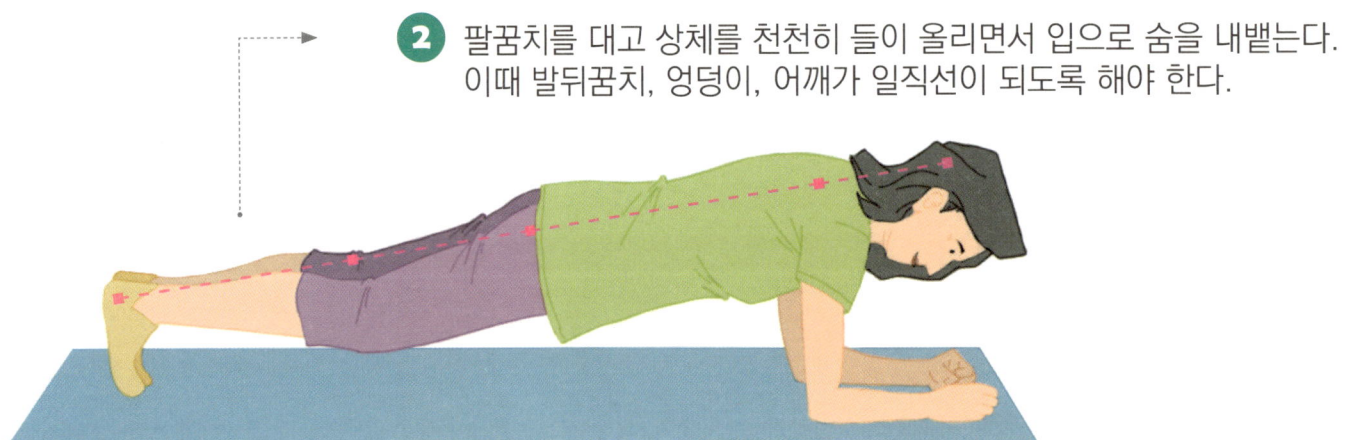

셋, 복귀동작

3 숨을 들여마시면서 첫번째 동작으로 돌아 온다. 이 동작을 1분 시행하고, 총 세번 반복한다.

⚠ 운동시 주의사항

목에 힘을 빼고 고개는 자연스럽게 바닥을 향하도록 한다. 운동강도가 높으므로 저체력 노인은 시간을 단축하여 실행한다. 절대 무리하지 않게 동작을 시행한다.

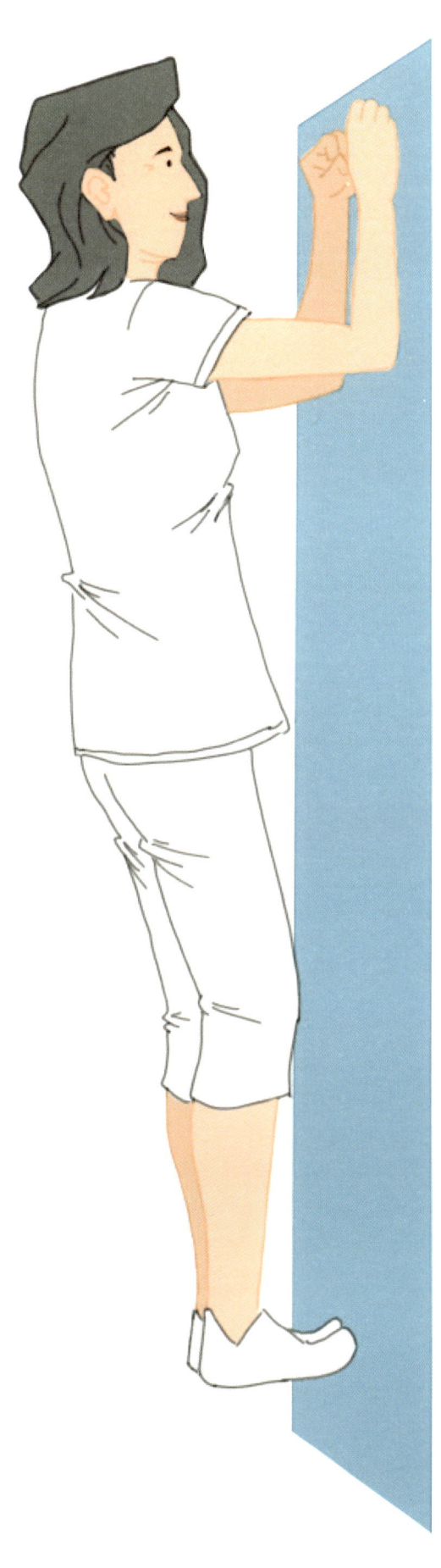

균형능력향상 09.
바닥에 무릎대고 엎드려 팔다리 교차하여 앞뒤로 뻗기

하나, 준비동작

1 바닥에 무릎을 대고 엎드린 상태에서 코로 숨을 들이 마신다.

둘, 운동동작

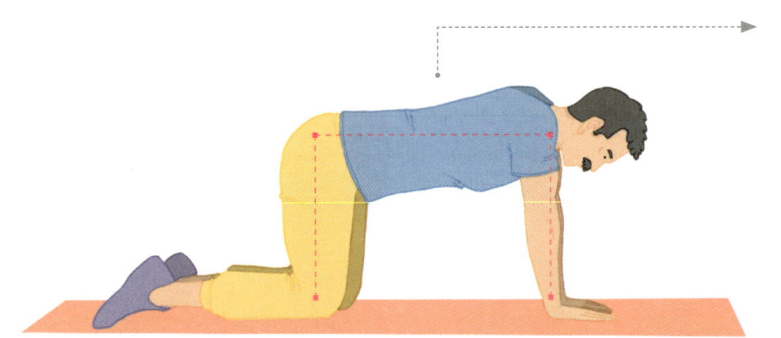

2 왼팔과 오른쪽 다리, 오른팔과 왼쪽 다리를 천천히 앞뒤로 들면서 입으로 숨을 내쉰다. 이때 팔은 어깨 높이까지 다리는 엉덩이와 일직선이 되게 들어 올린다.

셋, 복귀동작

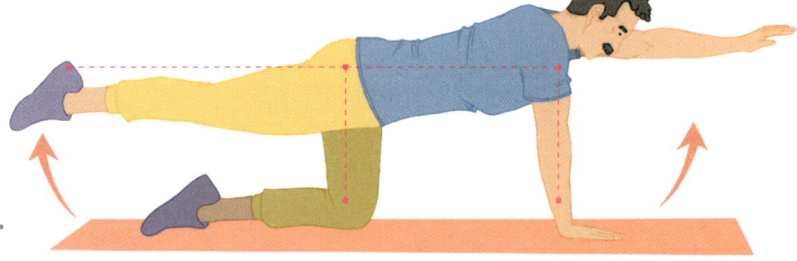

3 숨을 들이마시면서 첫번째 동작으로 돌아 온다. 이 동작을 10회 시행하고, 총 세번 반복한다.

⚠ 운동시 주의사항

발목, 엉덩이, 어깨, 손목이 일직선이 되도록 신경쓰면서 운동을 실시한다. 넘어지지 않도록 무리하지 않게 동작을 시행한다.

색칠하며 운동 따라하기

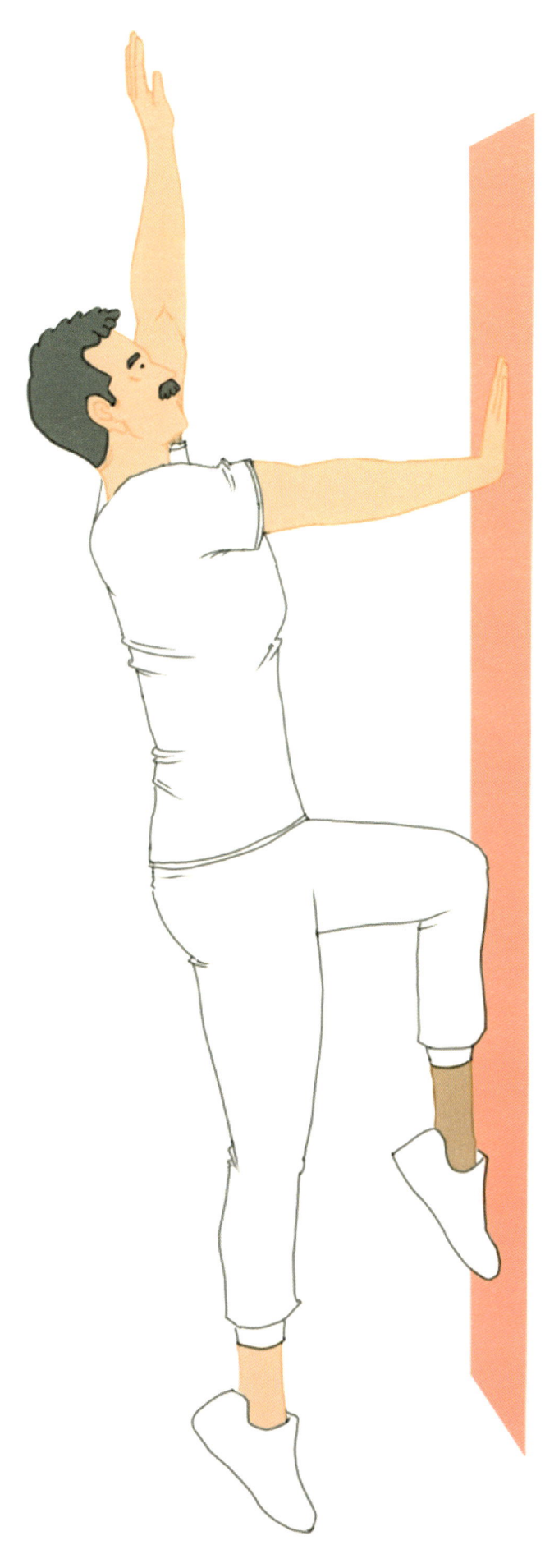

운동 컬러링북 | 준비운동하기

균형능력향상 10.
팔다리 위로 들고 누워 팔다리 교차하여 위아래로 흔들기

하나, 준비동작

1 무릎을 90도 각도로 들고 두팔을 위로 올리면서 코로 숨을 들이마신다.

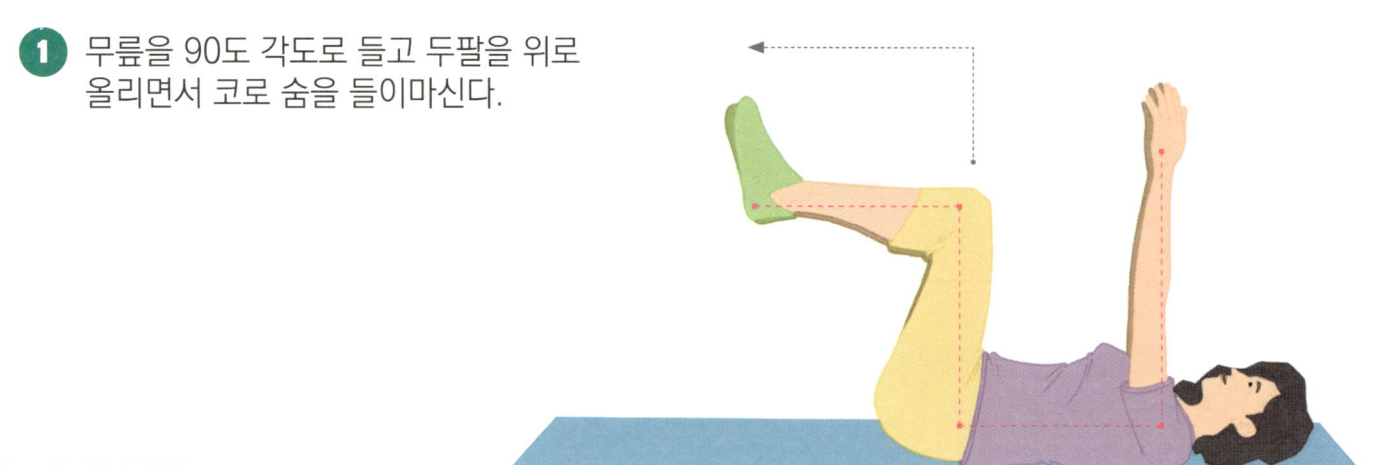

둘, 운동동작

2 왼팔, 오른쪽 다리, 오른팔, 왼쪽 다리를 교차하여 위아래로 흔들며 입으로 숨을 내쉰다.

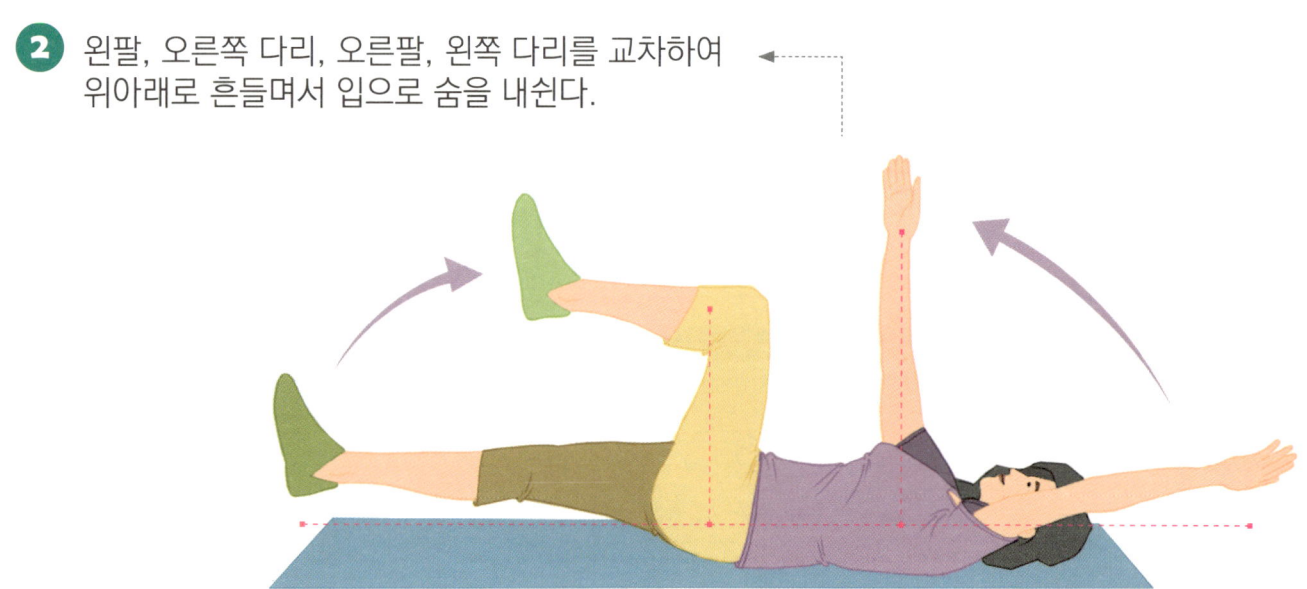

셋, 복귀동작

3 첫번째 동작으로 돌아온다. 이 동작을 20회 시행하고, 20회를 한번으로 총 세번 반복한다.

⚠ 운동시 주의사항

팔다리를 위아래로 흔들 때 발과 팔이 지면에 닿지 않도록 한다.

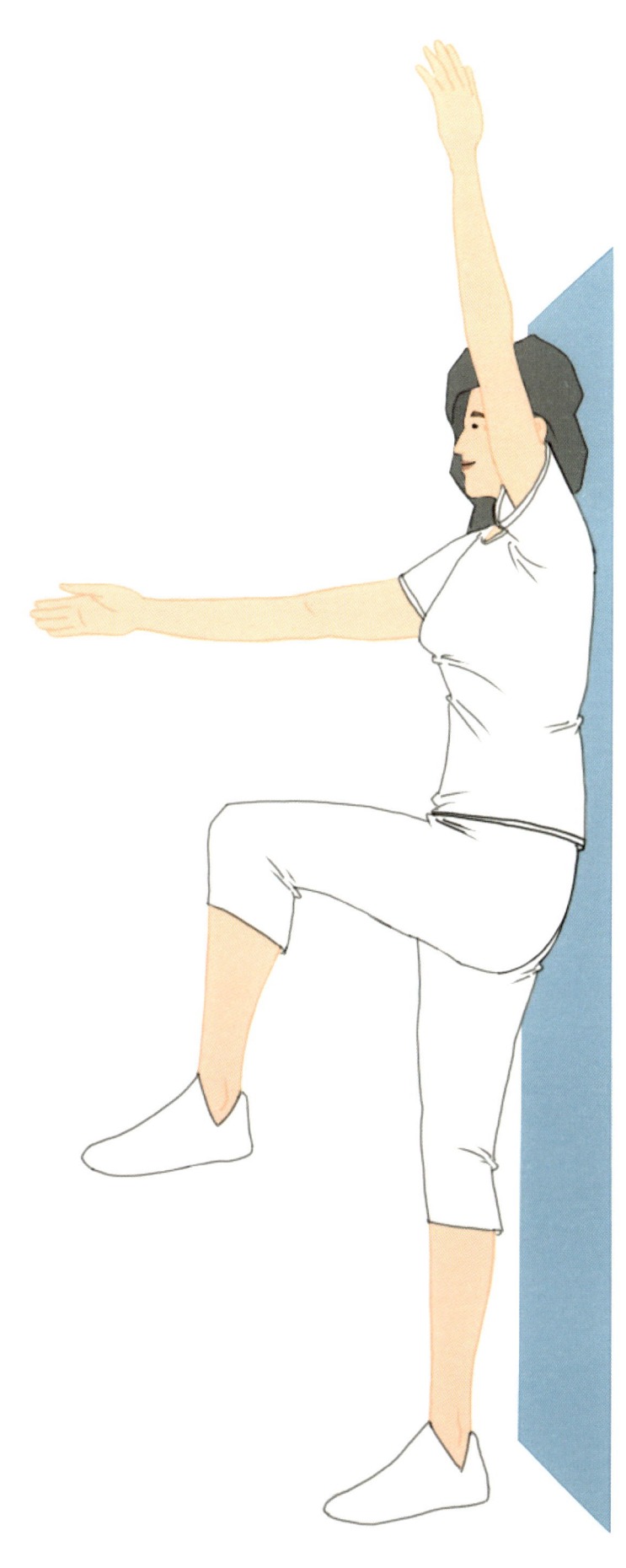

3단계
하지근력 강화 운동

건강한 걸음걸이를 위해서는 하지(다리)근력이 매우 중요하기에 하지근력을 강화하기 위한 운동을 안전하면서 가성비 있는 운동 동작으로 구성하였습니다.

누워서, 의자에 앉아서, 의자를 잡고 서서 하는 순서로, 주로 허벅지 뒤쪽과 앞쪽을 강화하는 근력운동과 종아리 근력을 강화하는 운동 동작으로 구성하였습니다.

하지근력향상 11.

한 손으로 의자잡고 상체 숙이면서 한발 뒤로 들면서 다른 한발로 버티기

하나, 준비동작

① 의자 옆에 똑바로 서서 오른손으로 의자를 잡고, 코로 숨을 들이마신다.

둘, 운동동작

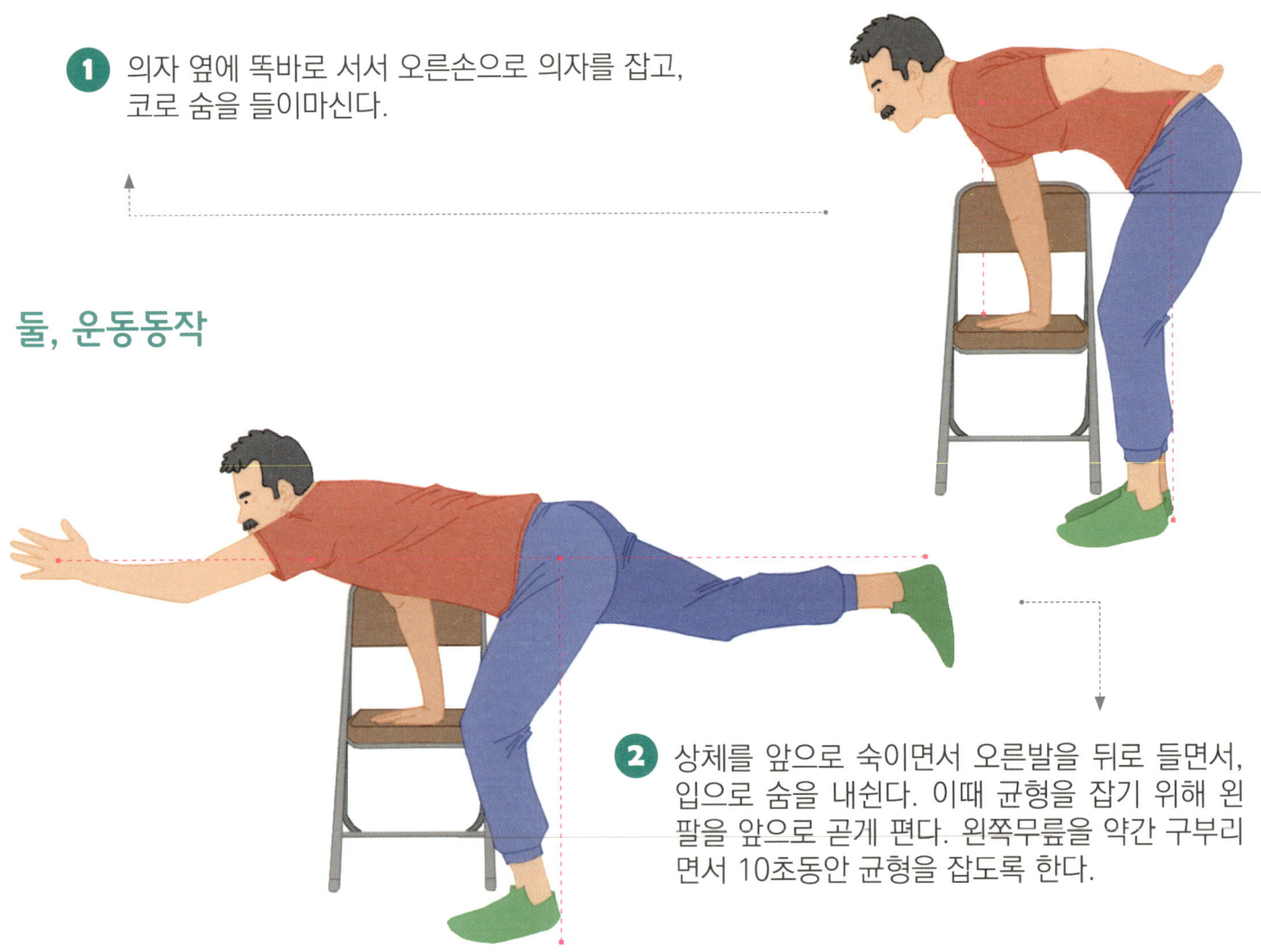

② 상체를 앞으로 숙이면서 오른발을 뒤로 들면서, 입으로 숨을 내쉰다. 이때 균형을 잡기 위해 왼팔을 앞으로 곧게 편다. 왼쪽무릎을 약간 구부리면서 10초동안 균형을 잡도록 한다.

셋, 복귀동작

③ 첫번째 동작으로 돌아온다. 이동작을 한발씩 10초 시행하고, 10초를 한번으로 총 세번 반복한다.

⚠ 운동시 주의사항

손목, 어깨, 등, 엉덩이가 일직선이 되도록 해야 하며, 엉덩이가 지면에 가깝고 무릎을 많이 구부릴수록 운동강도가 높아진다. 안전을 위해 보호자가 잡아주어 넘어지는 것을 방지한다.

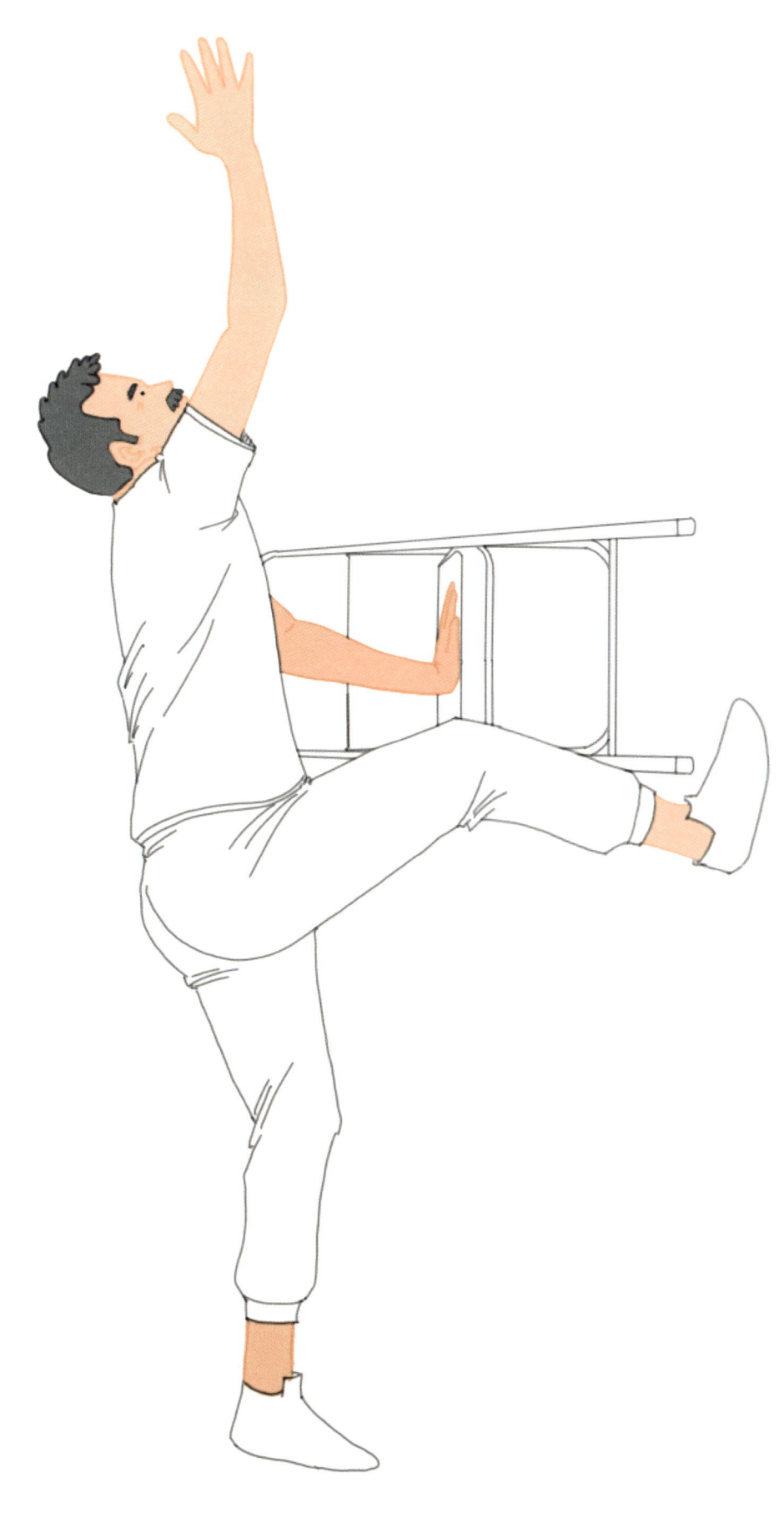

하지근력향상 12.
상체 숙여 의자에 손바닥 대고 발 앞꿈치로 점핑하여 엉덩이로 위로 들기

하나, 준비동작

① 상체를 가급적 90도로 숙여 손바닥으로 의자나 테이블을 잡고 코로 숨을 들이마신다.

둘, 운동동작

② 발뒤꿈치를 들고 빠르게 위로 뛰면서 입으로 숨을 내쉰다. 점핑시 가급적 무릎관절을 구부리지 말고 펴서 점핑해야 한다.

상체는 최대한 앞으로 이동시켜 손목과 어깨에 체중을 이동시켜야 한다.

셋, 복귀동작

③ 첫번째 동작으로 돌아온다. 이 동작을 50회 시행하고, 50회를 한번으로 총 세번 반복한다.

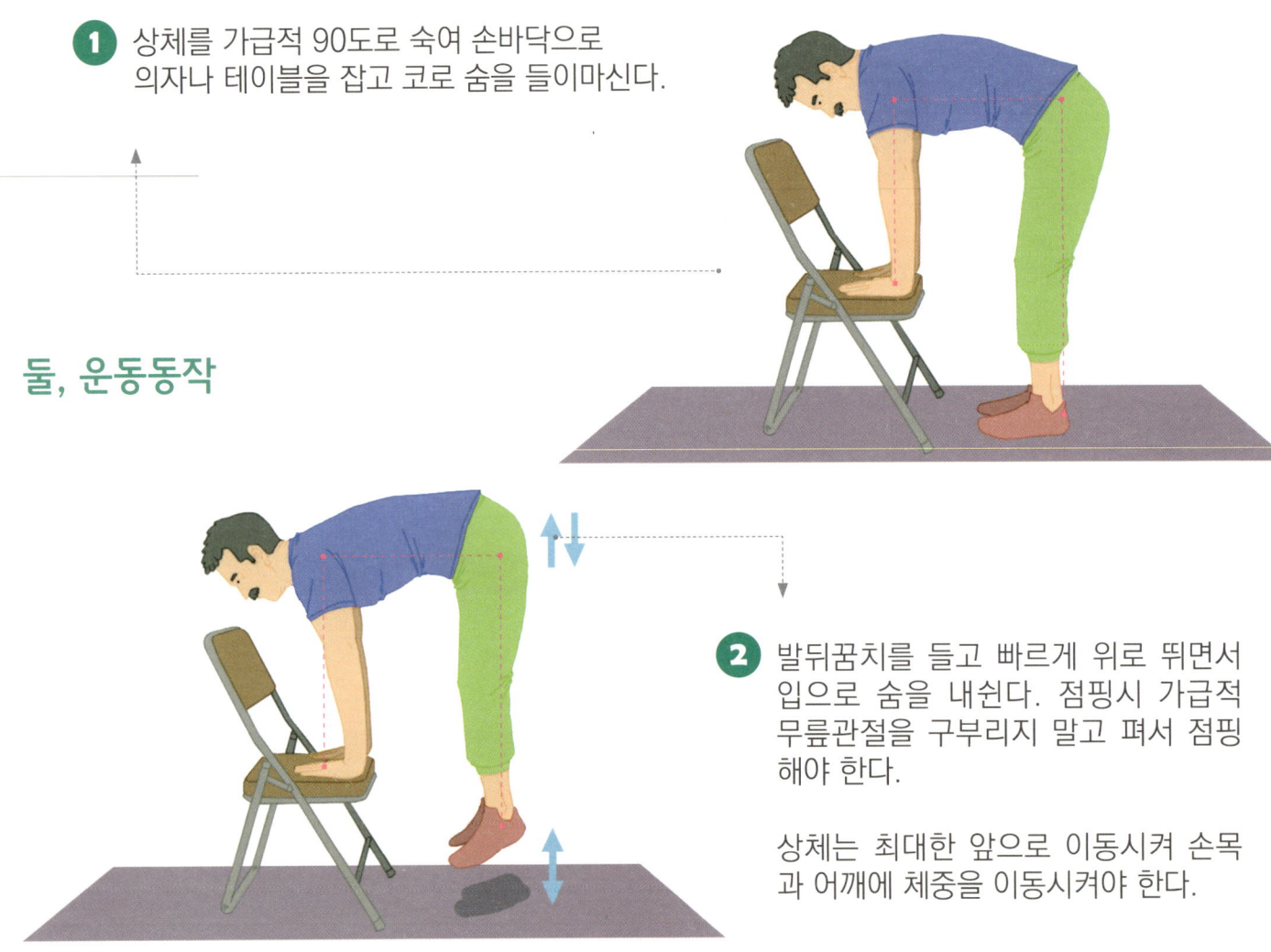

⚠ 운동시 주의사항

운동시 들숨과 날숨을 1:1의 비율로 호흡하되 심박수가 증가하면 들숨과 날숨의 비율을 2:1 로 증가시킨다. 점핑하면서 손바닥으로 의자나 테이블을 밀어주면 상체의 운동효과를 키울 수 있다. 안전을 위해 의자가 넘어지지 않게 보호자가 의자를 잡아주어 넘어지는 것을 방지한다.

색칠하며 운동 따라하기

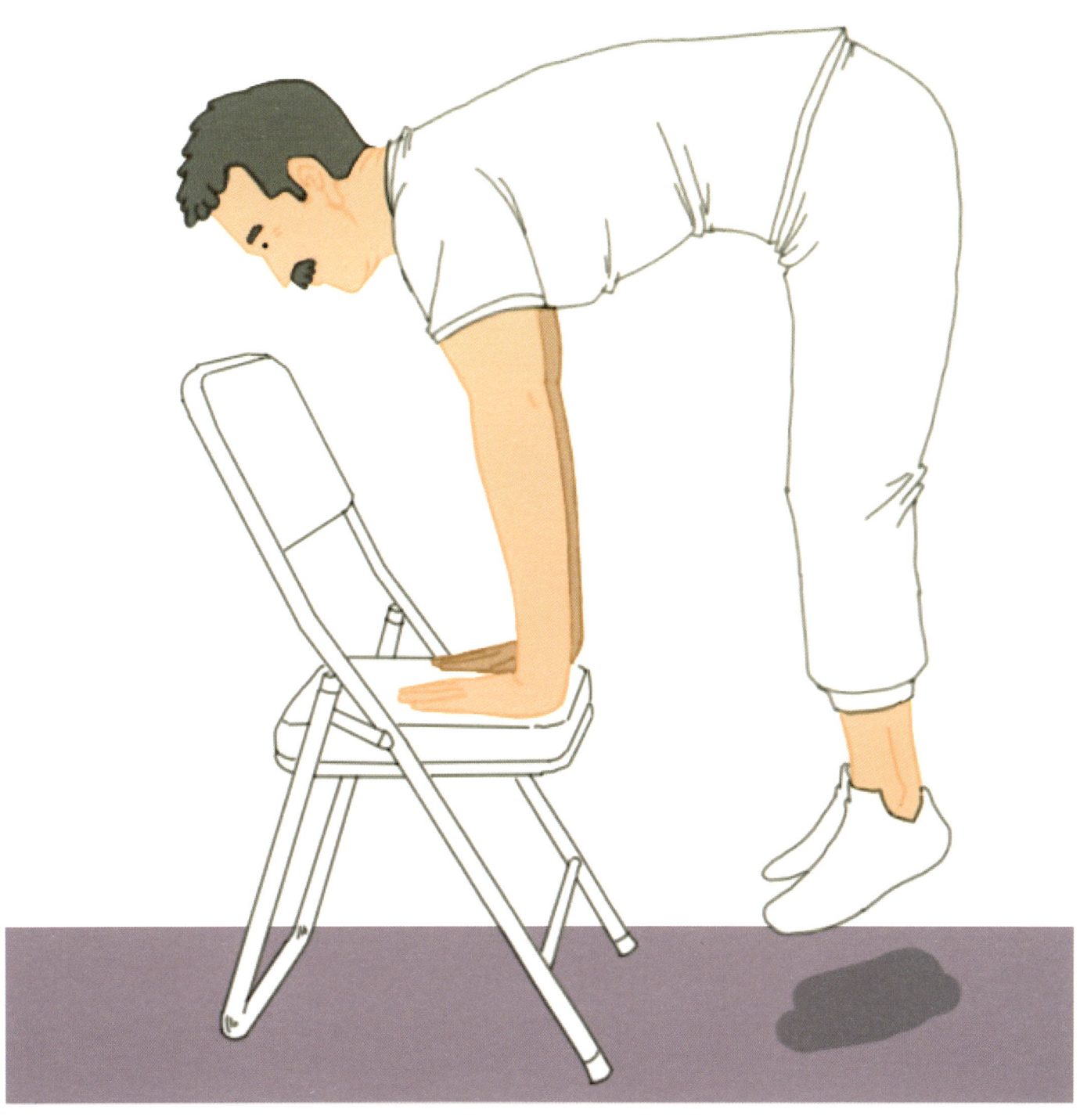

하지근력향상	의자 잡고 서서
13.	발뒤꿈치 들고 서기

하나, 준비동작

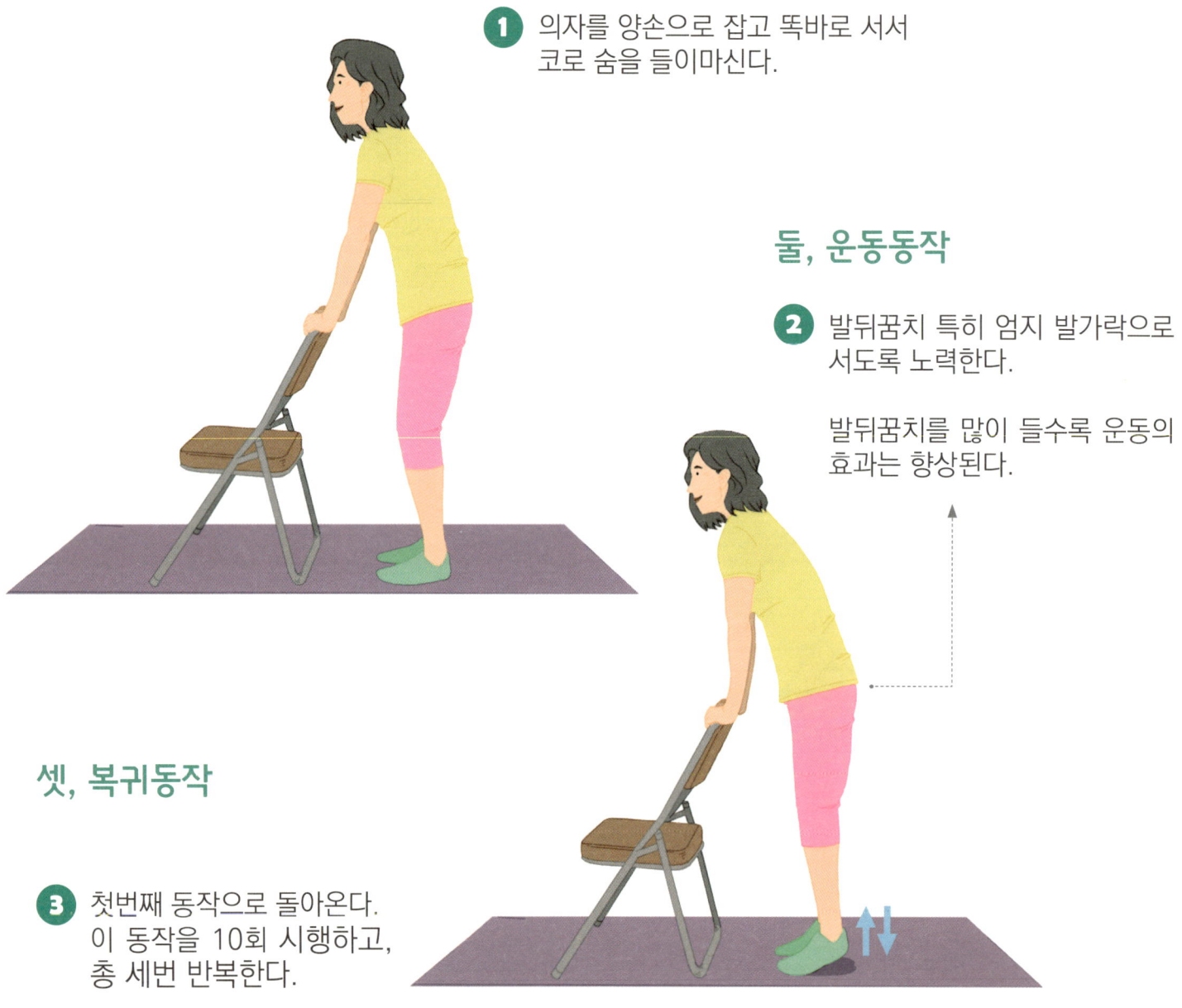

❶ 의자를 양손으로 잡고 똑바로 서서 코로 숨을 들이마신다.

둘, 운동동작

❷ 발뒤꿈치 특히 엄지 발가락으로 서도록 노력한다.

발뒤꿈치를 많이 들수록 운동의 효과는 향상된다.

셋, 복귀동작

❸ 첫번째 동작으로 돌아온다. 이 동작을 10회 시행하고, 총 세번 반복한다.

⚠ 운동시 주의사항

입으로 숨을 오래 내뱉을수록 운동의 효과가 증가한다. 안전을 위해 의자가 넘어지지 않게 보호자가 의자를 잡아주어 넘어지는 것을 방지한다.

색칠하며 운동 따라하기

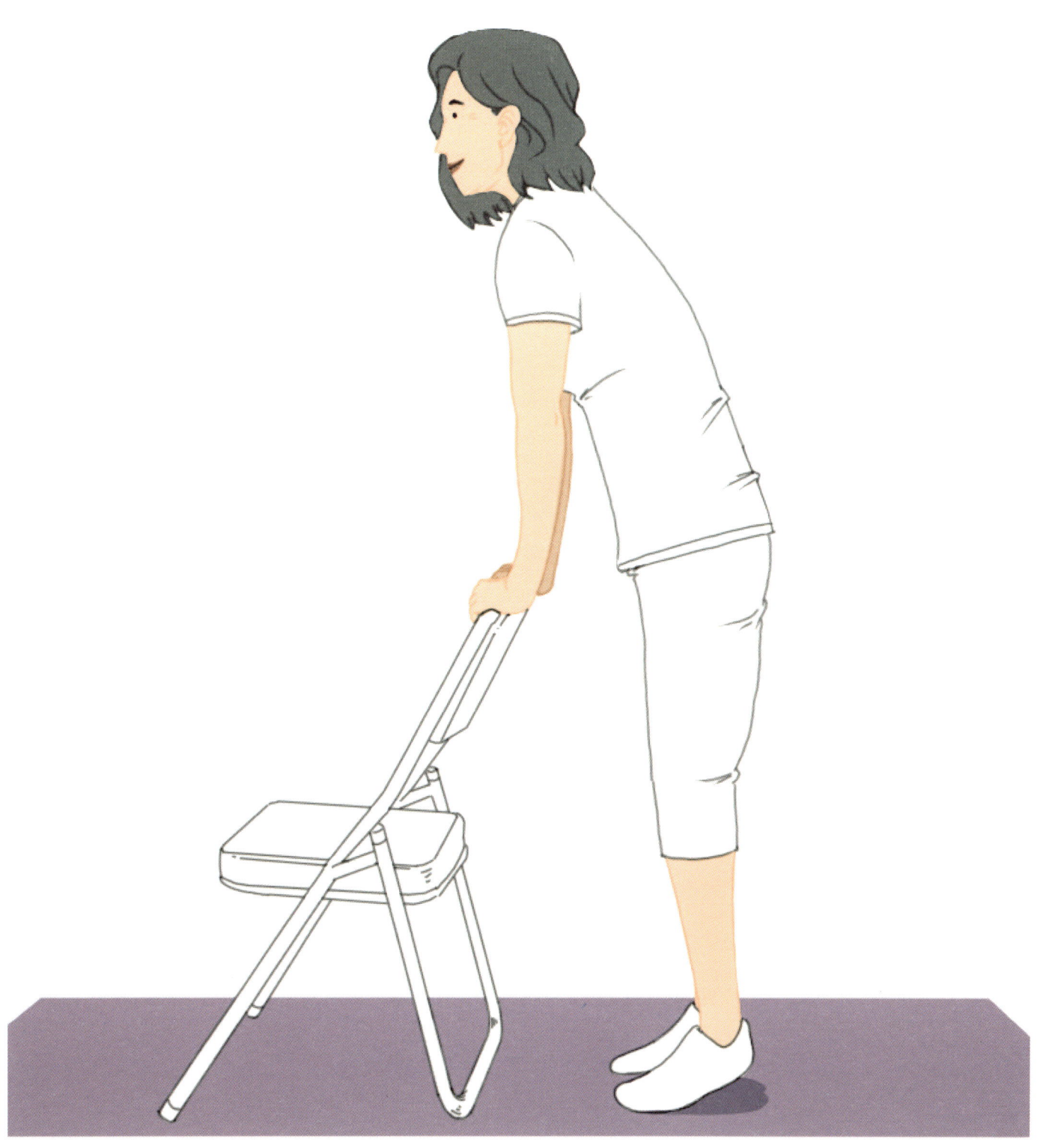

하지근력향상 14. 의자에 앉아 양손으로 의자 잡고 한쪽 다리들기

하나, 준비동작

① 귀, 어깨견봉 골반이 일직선이 되도록 앉은 상태에서 코로 숨을 들이마신다.

둘, 운동동작

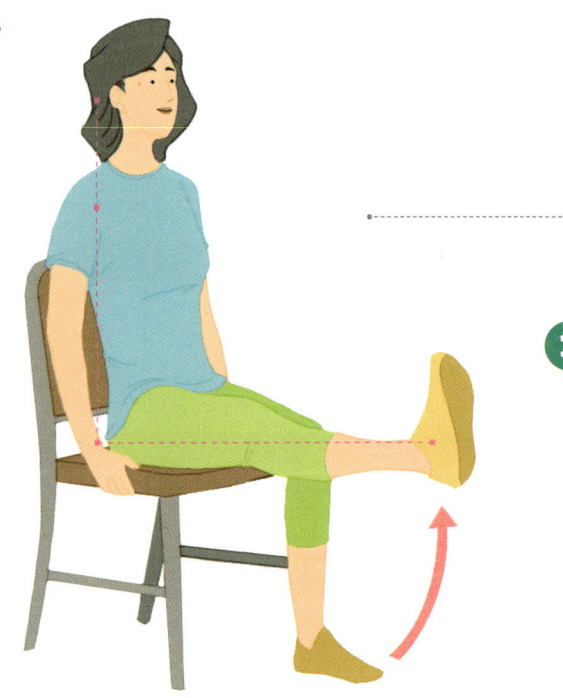

② 상체와 90도가 되도록 한발을 들여 올리며 입으로 숨을 내쉰다.

발목은 골반쪽으로 당기면서 발을 들어 올리고, 한발을 들면서 양손으로 의자를 잡아 당기면 상체 근력운동의 효과도 기대할 수 있다.

셋, 복귀동작

③ 첫번째 동작으로 돌아온다. 이 동작을 한발씩 10회 시행하고, 총 세번 반복한다.

⚠ 운동시 주의사항

엉덩이가 의자 앞쪽에 위치하도록 앉아야 운동의 효과가 있다.

색칠하며 운동 따라하기

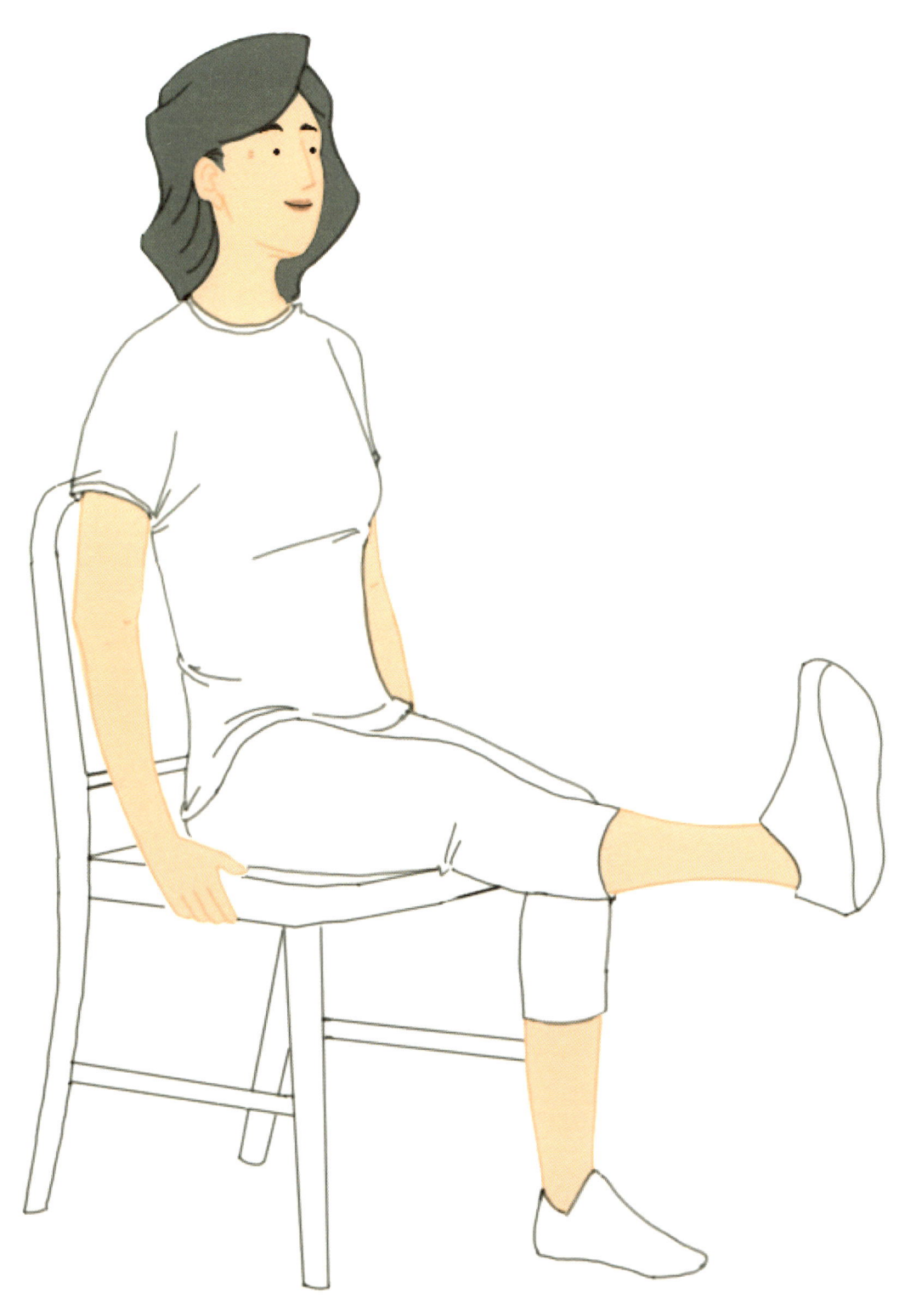

하지근력향상 15. 무릎 세우고 누워 발뒤꿈치로 엉덩이 들기

하나, 준비동작

① 등을 대고 누어 무릎을 세우면서 코로 숨을 들이마신다.

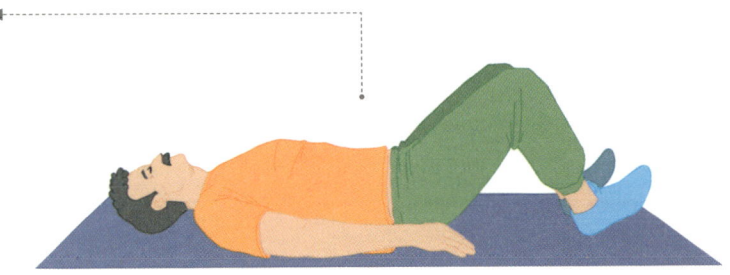

둘, 운동동작

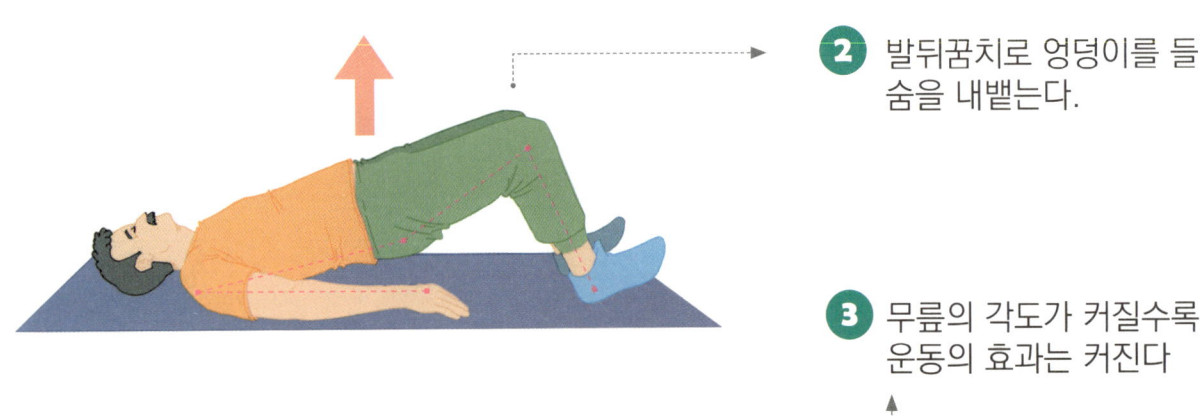

② 발뒤꿈치로 엉덩이를 들면서 입으로 숨을 내뱉는다.

③ 무릎의 각도가 커질수록 다리근력 운동의 효과는 커진다

셋, 복귀동작

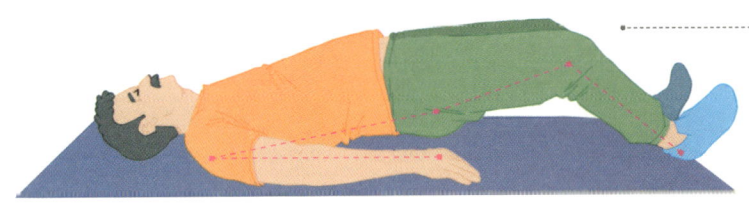

④ 숨을 멈춘채 첫번째 동작으로 돌아 온다. 이 동작을 10초동안 시행하고, 10초를 한번으로 총 세번 반복한다.

⚠ 운동시 주의사항

운동시 머리, 어깨, 양손바닥은 바닥에서 떨어지지 않도록 해야 한다.

색칠하며 운동 따라하기

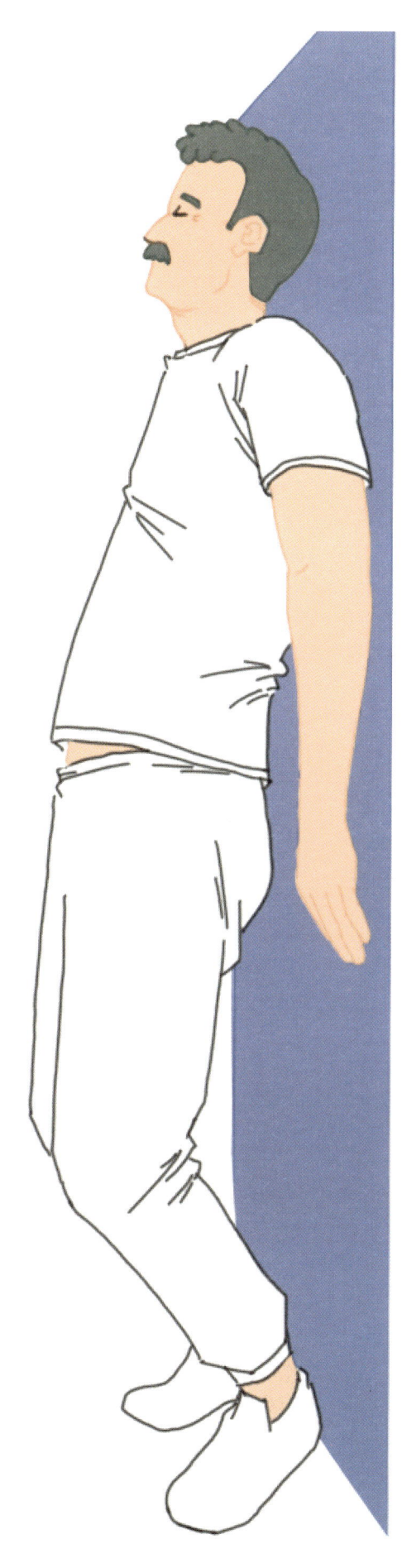

4단계
보행능력향상운동

보행능력 향상 운동은 발목 근력, 하지(다리)근력, 균형 능력, 보행 능력 등을 강화하는 동작으로 구성하였습니다.

서서 하는 운동 동작이기에 넘어지지 않도록 처음에는 의자를 잡고 연습하다가 한 발로 균형을 잡을 수 있으면 서서 운동하도록 합니다.

보행능력향상 16.

뒤로 양손잡고 한발에 체중 이동하며 일직선으로 걷기

하나, 준비동작

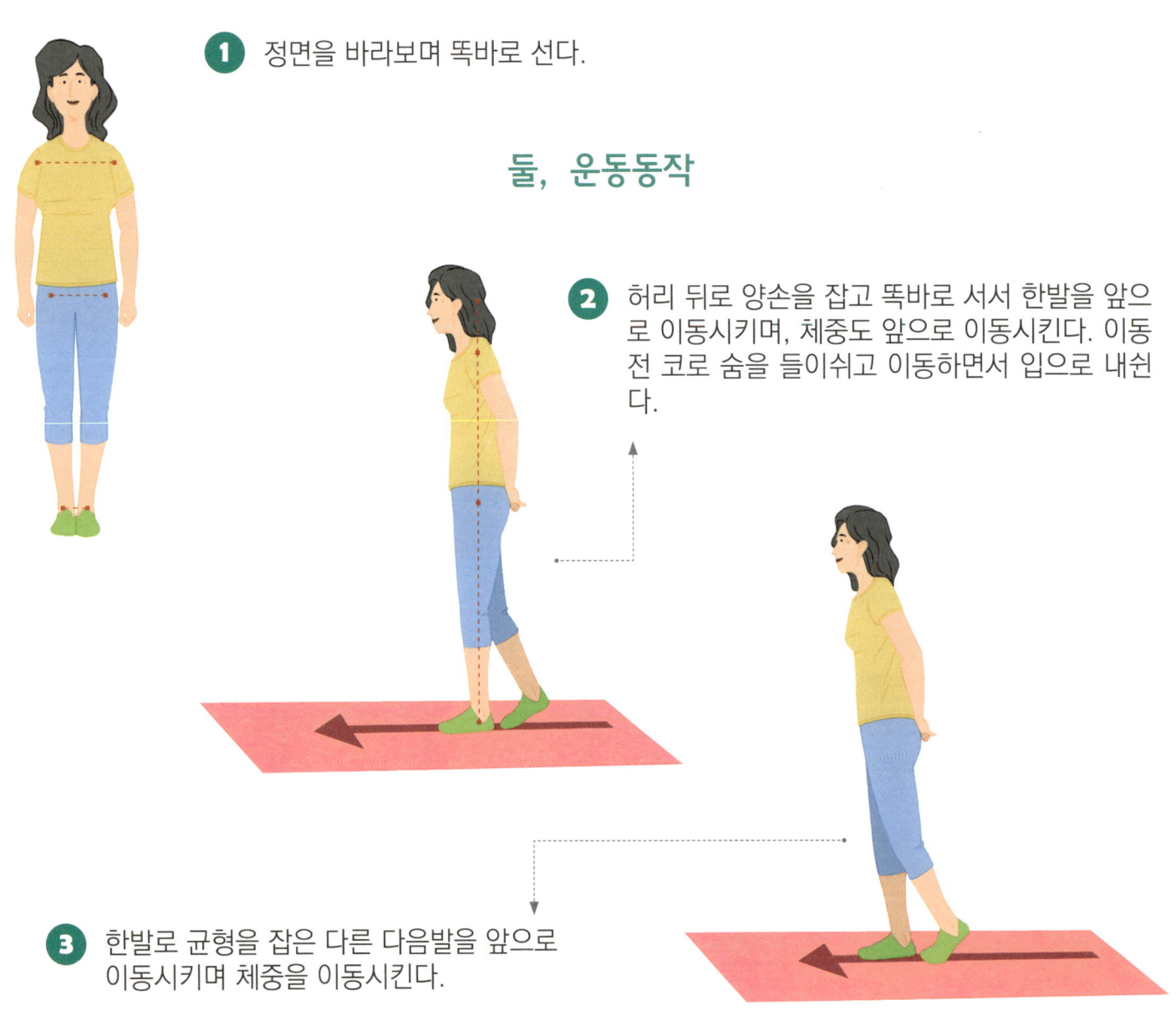

① 정면을 바라보며 똑바로 선다.

둘, 운동동작

② 허리 뒤로 양손을 잡고 똑바로 서서 한발을 앞으로 이동시키며, 체중도 앞으로 이동시킨다. 이동 전 코로 숨을 들이쉬고 이동하면서 입으로 내쉰다.

③ 한발로 균형을 잡은 다른 다음발을 앞으로 이동시키며 체중을 이동시킨다.

⚠ 운동시 주의사항

이동시 시선을 정면을 바라보고, 한발로 충분히 균형을 잡은 다음 다른발로 움직인다.
한발씩 10보 시행하고, 10회를 한번으로 총 세번 반복한다.

색칠하며 운동 따라하기

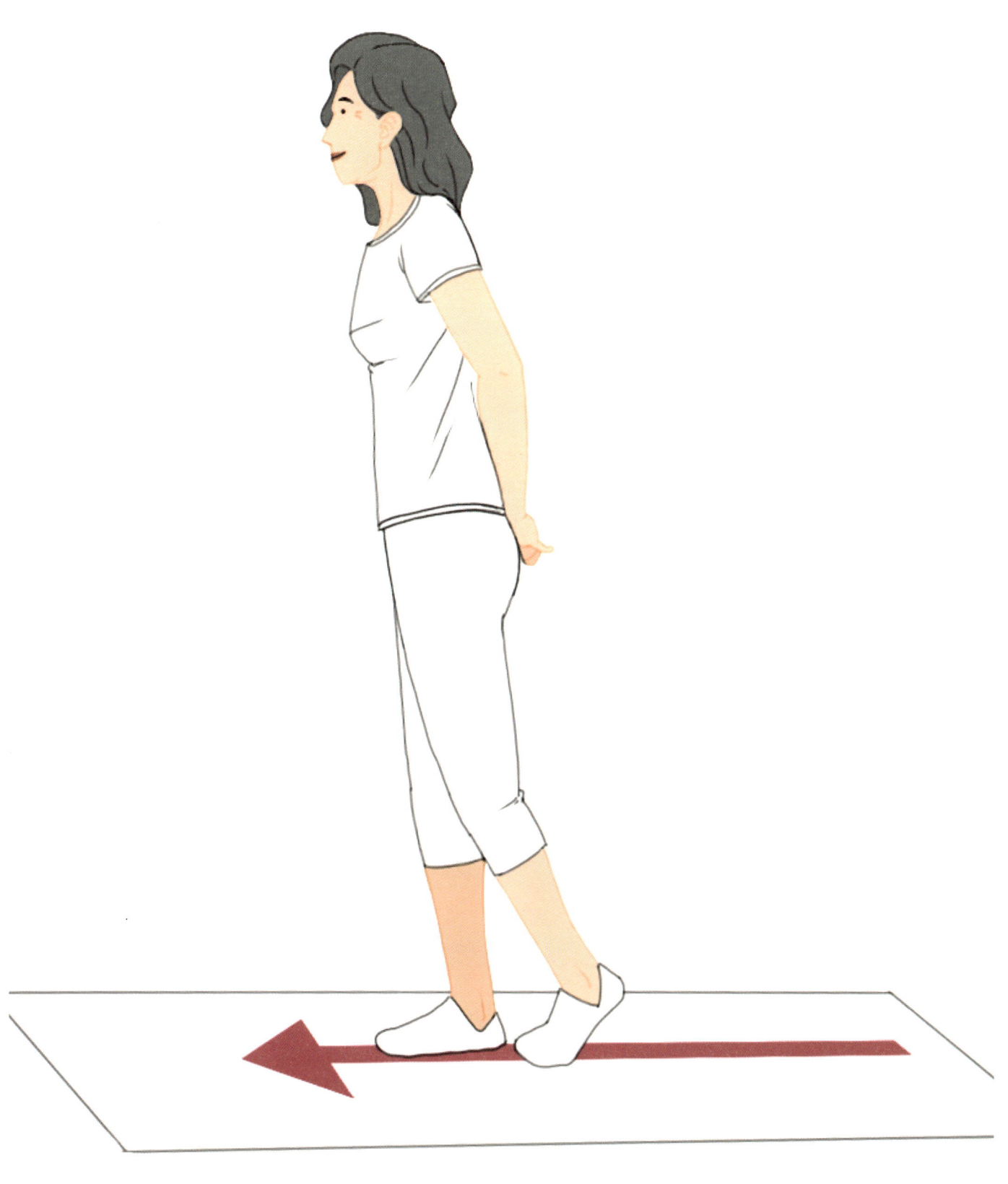

보행능력향상 17.

뒤로 양손잡고 한발에 체중 이동하여 지그재그로 걷기

하나, 준비동작

① 정면을 바라보며 바로 선 후 코로 숨을 들이마신다.

둘, 운동동작

② 뒤로 양손을 잡고 오른발을 2시 방향으로 이동시키며 체중을 이동시키면서 숨을 내쉰다.

③ 오른발로 충분히 균형을 잡은 다음 왼발을 10시 방향으로 이동시키며 체중을 이동시킨다.

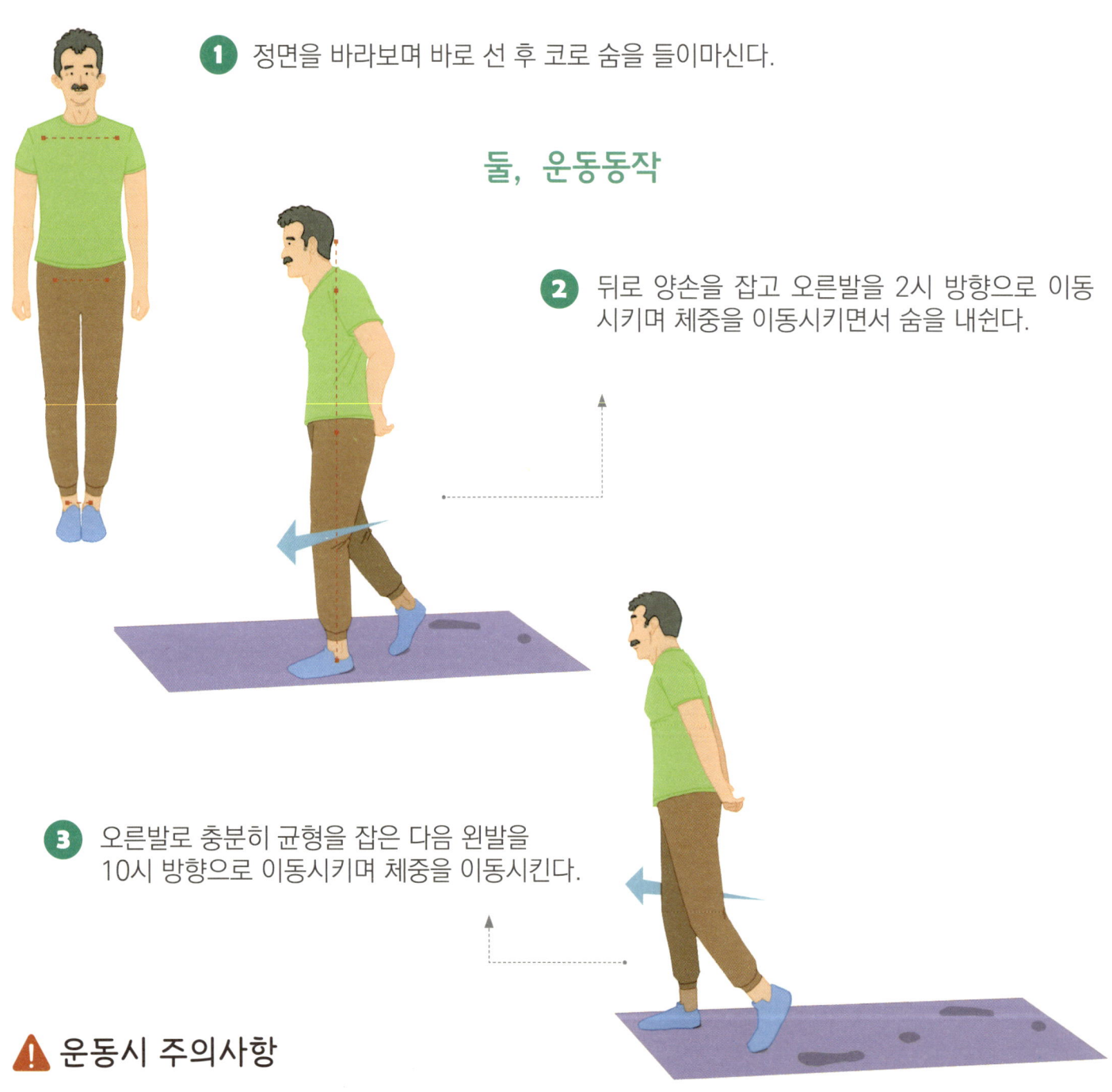

⚠ 운동시 주의사항

시선은 바닥을 보지말고 전방을 응시하며 걷도록 연습한다.
한발씩 10보 시행하고, 10회를 한번으로 총 세번 반복한다.

색칠하며 운동 따라하기

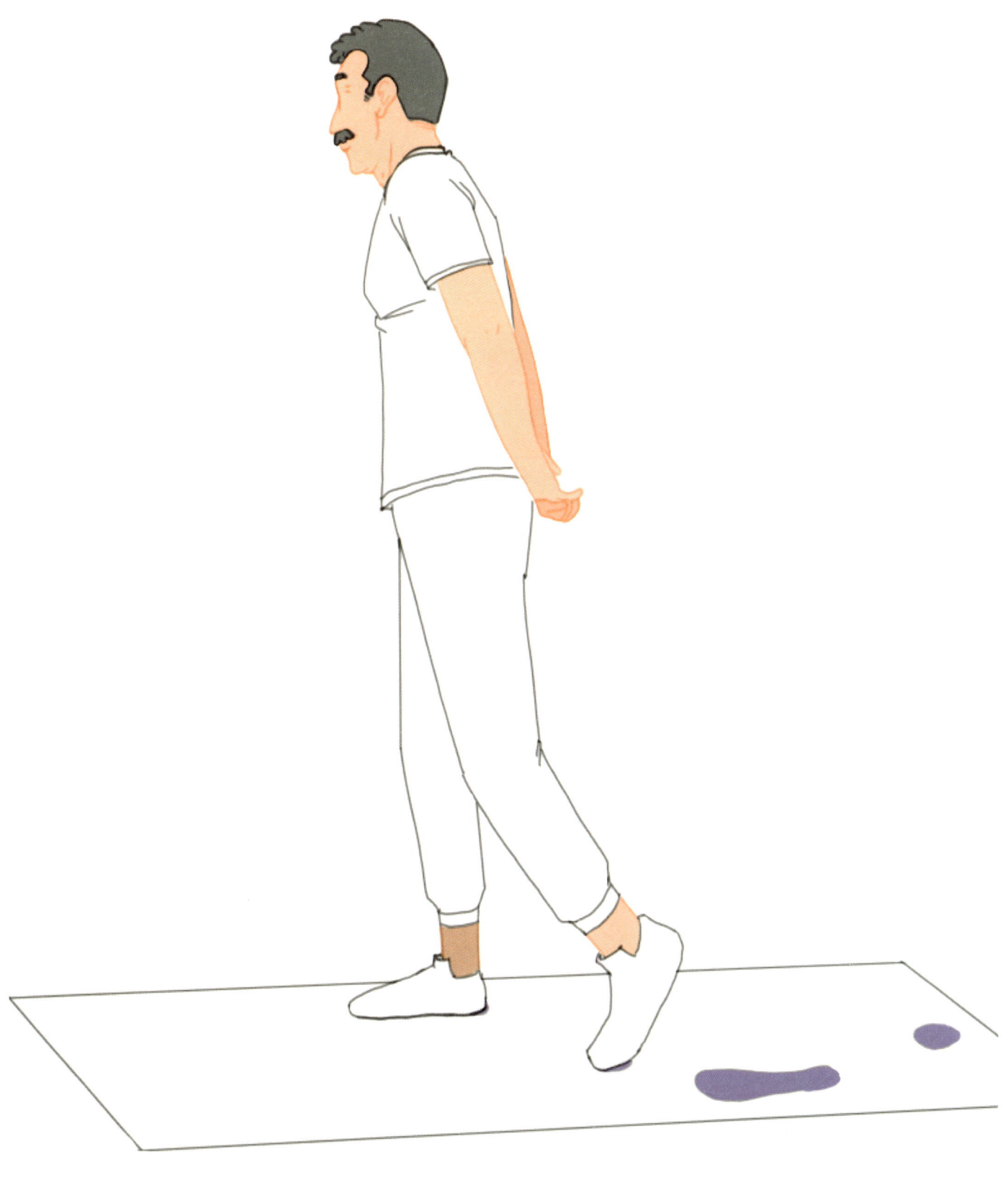

보행능력향상 18. 뒤로 양손잡고 앞발과 뒷발에 체중 이동하기

하나, 준비동작

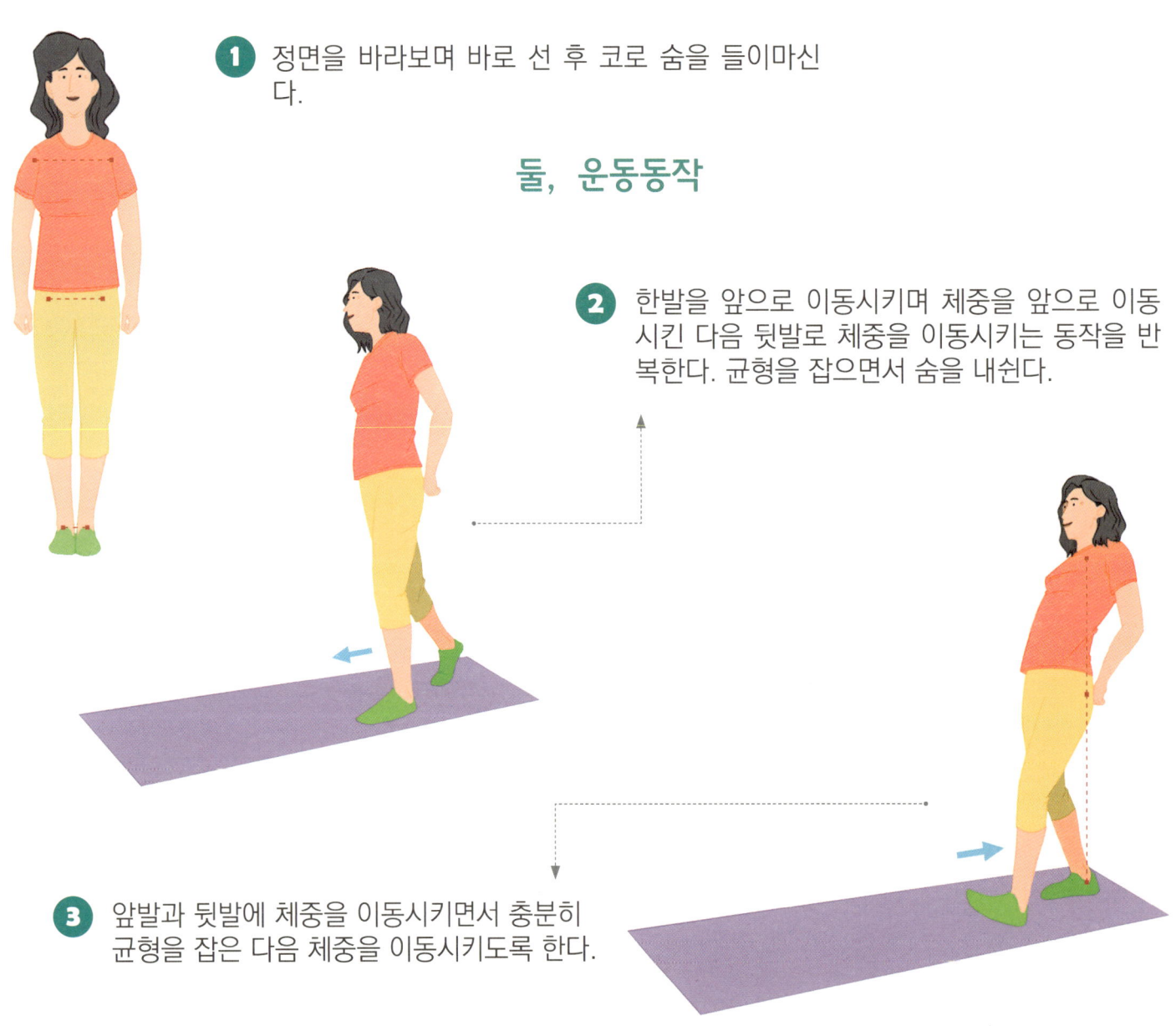

① 정면을 바라보며 바로 선 후 코로 숨을 들이마신다.

둘, 운동동작

② 한발을 앞으로 이동시키며 체중을 앞으로 이동시킨 다음 뒷발로 체중을 이동시키는 동작을 반복한다. 균형을 잡으면서 숨을 내쉰다.

③ 앞발과 뒷발에 체중을 이동시키면서 충분히 균형을 잡은 다음 체중을 이동시키도록 한다.

⚠ 운동시 주의사항

앞발과 뒷발로 체중을 이동시킬 때 머리와 상체가 확실하게 이동하도록 유의하면서 연습한다. 앞발과 뒷발을 체중이동시켜 5초간 균형잡기를 10회 반복한다.

색칠하며 운동 따라하기

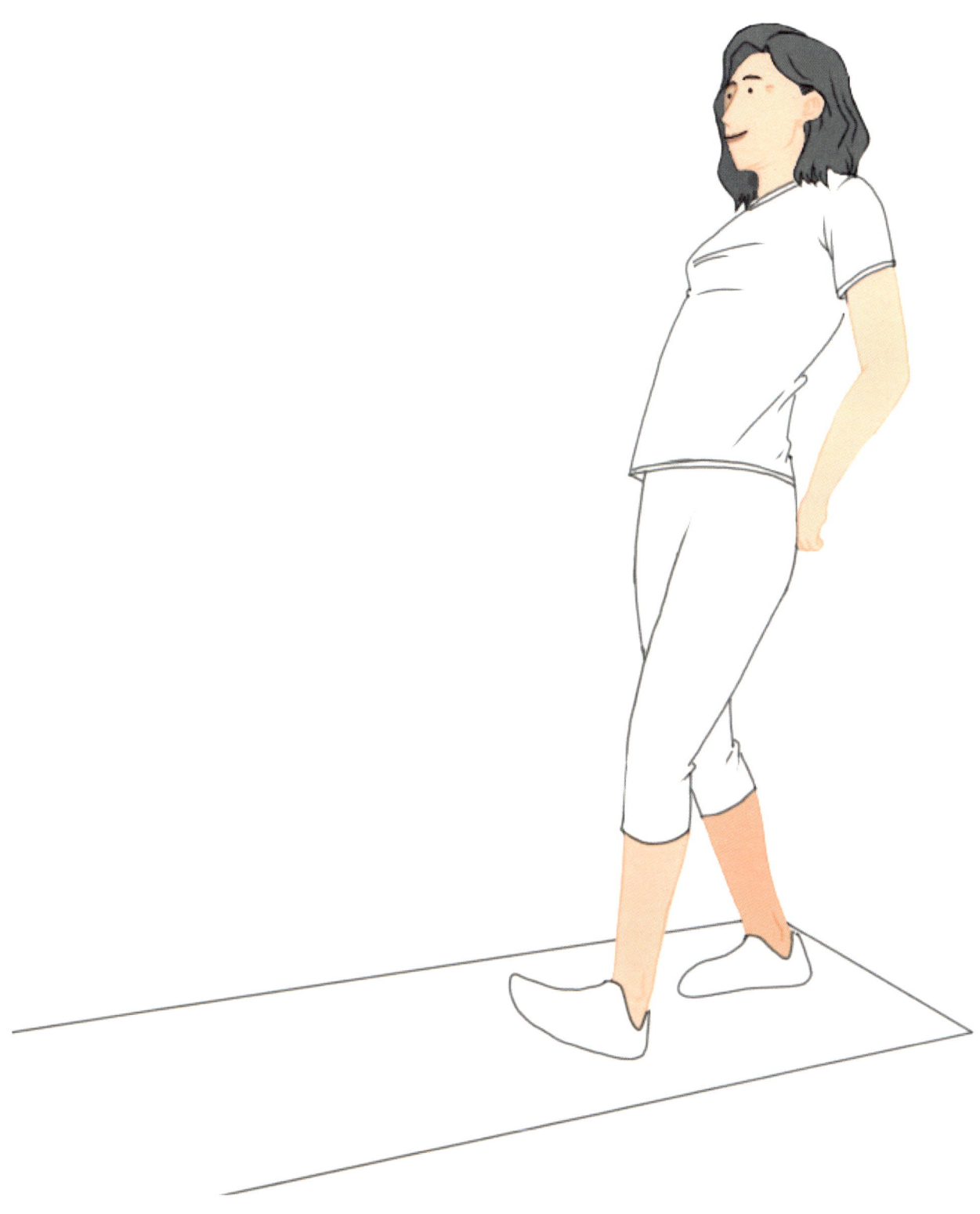

보행능력향상 19. 양손 옆으로 벌려 한발 들고서서 한발로 버티기 서기

하나, 준비동작

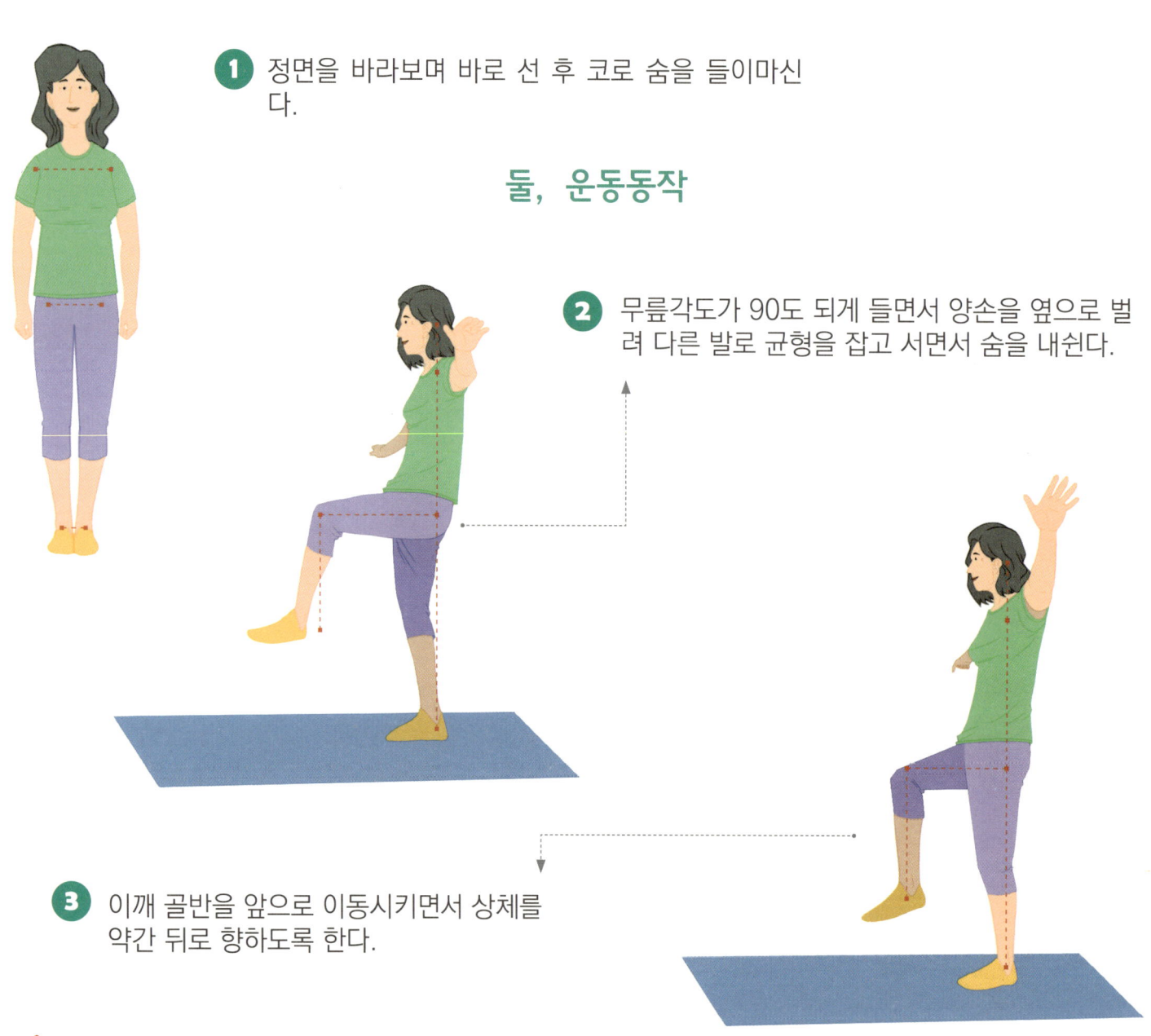

1. 정면을 바라보며 바로 선 후 코로 숨을 들이마신다.

둘, 운동동작

2. 무릎각도가 90도 되게 들면서 양손을 옆으로 벌려 다른 발로 균형을 잡고 서면서 숨을 내쉰다.

3. 어깨 골반을 앞으로 이동시키면서 상체를 약간 뒤로 향하도록 한다.

⚠ 운동시 주의사항

발바닥으로 지면을 최대한 많이 누르도록 해야 오래 균형을 잡을 수 있다. 한 발로 서서 골반을 앞뒤로 천천히 이동시키면서 한발씩 20초간 총 세번 실시한다. 이때 균형을 잡도록 노력한다. 안전을 위해 보호자가 균형을 잡아주어 넘어지는 것을 방지한다.

색칠하며 운동 따라하기

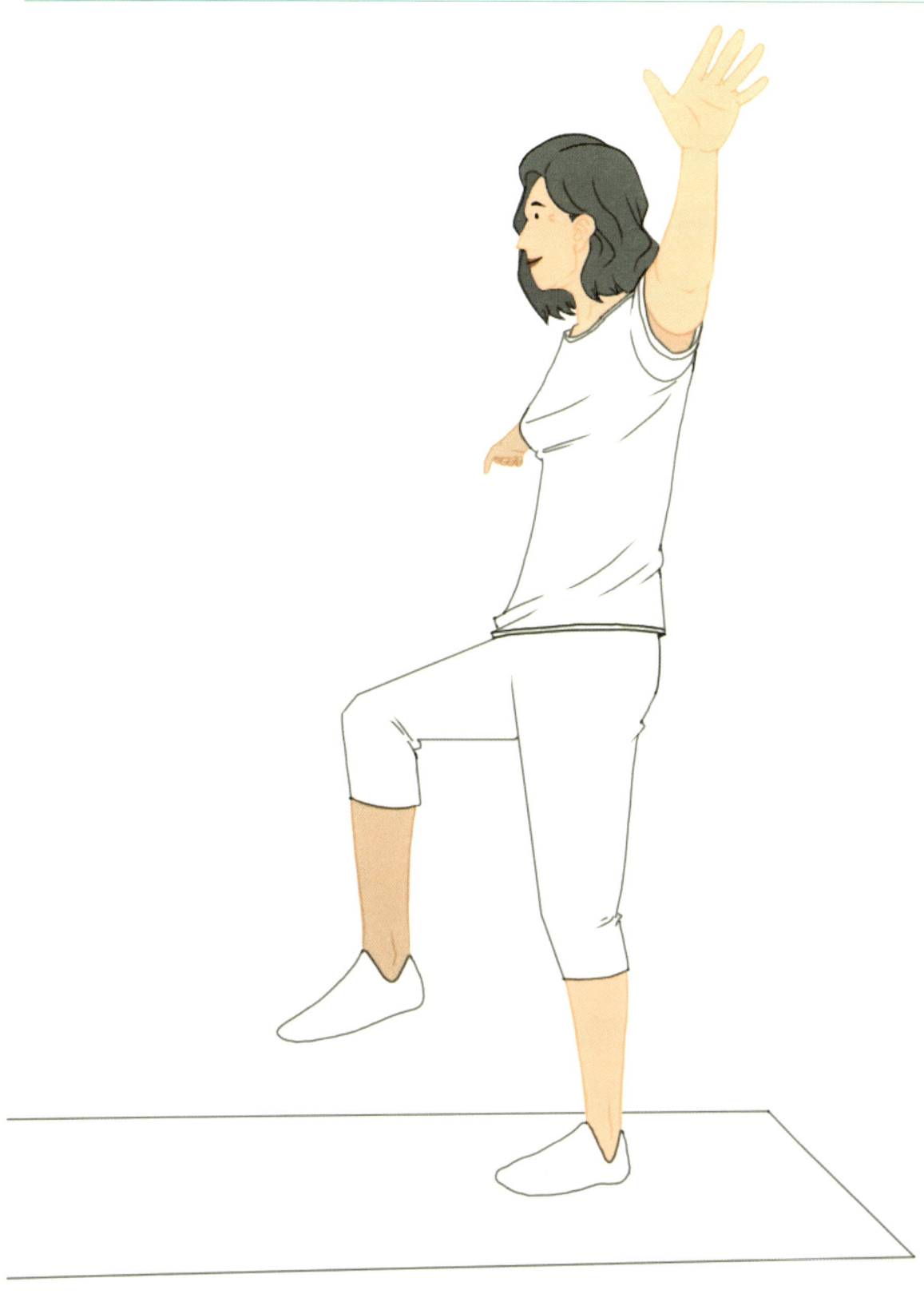

| 보행능력향상 20. | 의자잡고 서서 한발 들어 앞뒤로 흔들기 |

하나, 준비동작

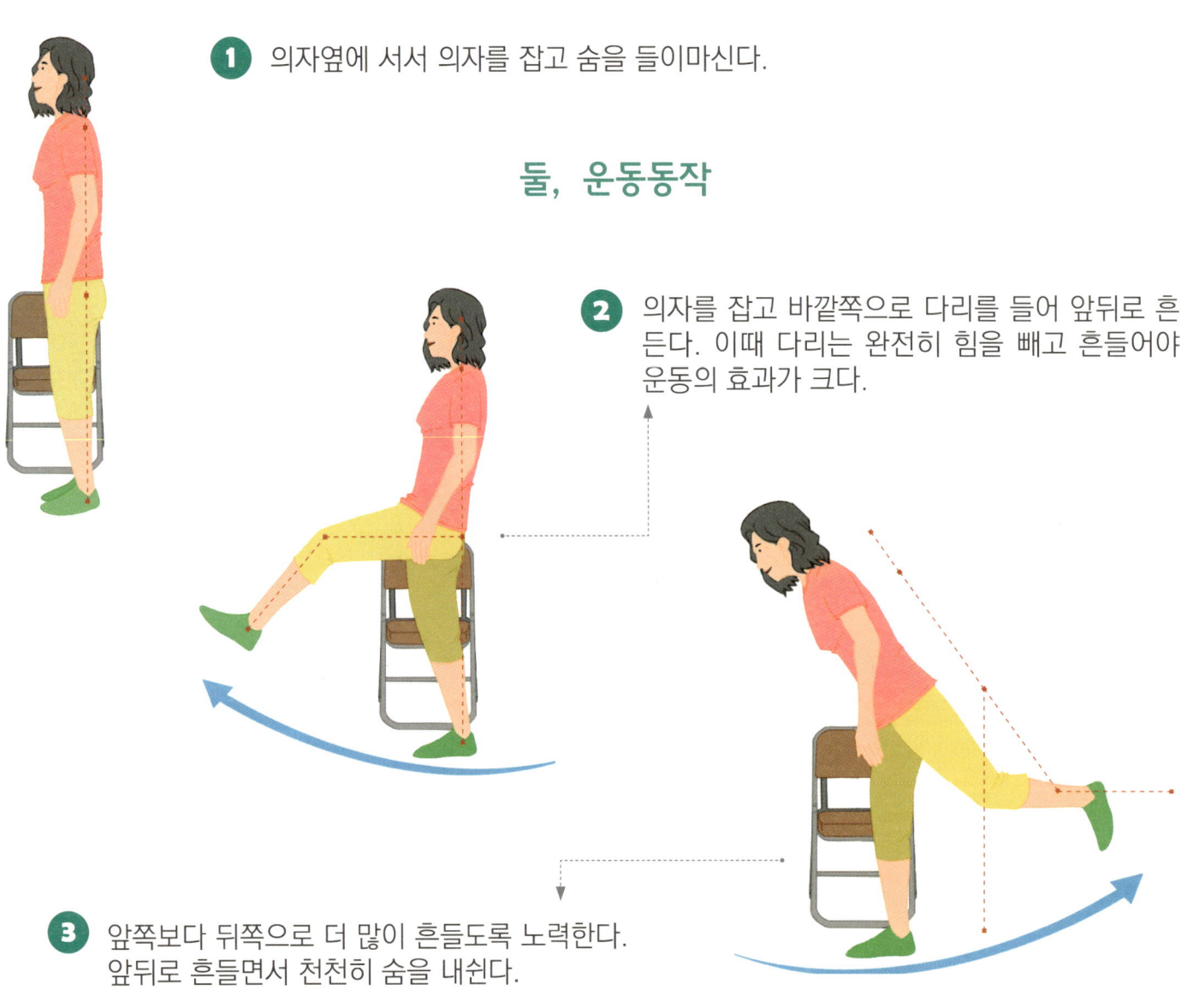

① 의자옆에 서서 의자를 잡고 숨을 들이마신다.

둘, 운동동작

② 의자를 잡고 바깥쪽으로 다리를 들어 앞뒤로 흔든다. 이때 다리는 완전히 힘을 빼고 흔들어야 운동의 효과가 크다.

③ 앞쪽보다 뒤쪽으로 더 많이 흔들도록 노력한다. 앞뒤로 흔들면서 천천히 숨을 내쉰다.

⚠ 운동시 주의사항

발이 앞으로 흔들때는 상체를 뒤로 젖히고, 발을 뒤로 흔들때는 상체를 앞으로 숙이도록 한다. 균형을 잡는 발의 발바닥이 지면을 최대한 많이 누르도록 해야 균형감각이 향상된다. 한발씩 10회 시행하고, 10회를 1번으로 총 세번 실시한다. 안전을 위해 보호자가 균형을 잡아주어 넘어지는 것을 방지한다.

색칠하며 운동 따라하기

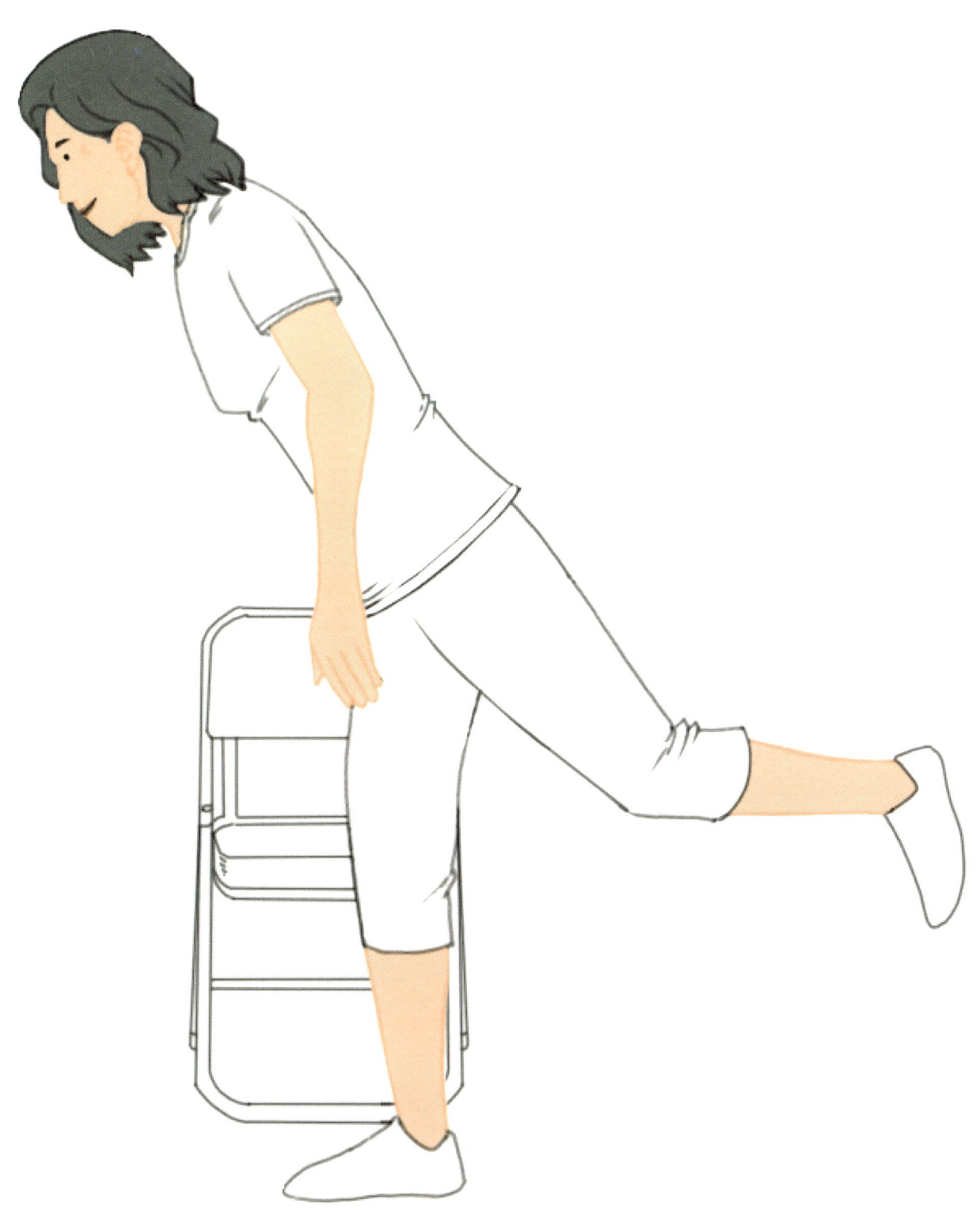

저자약력

- 서울대학교 사범대학 체육교육과 졸업
- 서울대학교 대학원 교육학 석사(운동생리학 전공)
- 서울대학교 대학원 체육학 박사(운동생리학 전공)
- 전) 서울대학교 한양대학교 외래교수
- 현) 관악구청 헬스케어 강사
- 현) 사단법인 대한노인운동사협회 이사장

액티브 시니어로 살 수 있는
운동컬러링북

초판 1쇄 / 발행일
2023년 10월 16일

저　자 | 이동기
펴낸이 | 황선진
기　획 | 김익현
마케팅 | 박경석
삽　화 | PAGE M 페이지엠
편　집 | PAGE M 페이지엠
디자인 | 최민석 서예림
펴낸곳 | 바향서원

등록번호 | 제2023-983191호
ISBN　979-11-980429-1-0

가　격 | 13,000원

판매처 | (주)화엄북스
주　소 | 경기도 일산동구 노첨길 56번길 53-9
전　화 | (031) 901-9755
팩　스 | (031) 901-9766
이메일 | fitwellbook@naver.com

제작처 | (주)성일다이어리

- 이책은 저작권법에 따라 보호받는 저작물이므로 무단전제 및 복제를 금합니다.
　잘못된 책은 구입하신 곳에서 교환해 드립니다.

- 피트웰북은 여러분의 소중한 아이디어를 기다립니다.